全国卫生职业院校学习笔记系列丛书

中医护理学学习笔记

主　编　赵顺祥
副主编　刘永芬
编　者　（按姓氏汉语拼音排序）
　　　　迟俊梅（九江市卫生学校）
　　　　刘永芬（江西中医药大学）
　　　　刘玉婷（赣南医学院）
　　　　马洪朝（江西省赣州卫生学校）
　　　　吴国栋（南昌市卫生学校）
　　　　喻国华（江西中医药高等专科学校）
　　　　郁利清（江西省赣州卫生学校）
　　　　赵顺祥（南昌市卫生学校）

科学出版社

北　京

·版权所有 侵权必究·

举报电话：010-64030229；010-64034315；13501151303（打假办）

内 容 简 介

本教材是根据中高职护理职业教育的培养目标和教学计划，在总结多年教学改革实践和教学经验的基础上，以《中医护理学》为蓝本编写而成。全书包括绪论、中医基础理论、诊法、方药知识及护理、中医护理基本内容、中医常用疗法和护理操作技术共六章内容。本书主要对各章的学习内容进行提炼，力争涵盖重点考点，通过模拟试题测试，提升学生应试能力。本教材每章设计了三个编写模块："学习内容提练，涵盖重点考点""模拟试测试，提升应试能力""参考答案"。

图书在版编目(CIP)数据

中医护理学学习笔记/赵顺祥主编．—北京：科学出版社，2016.3
（全国卫生职业院校学习笔记系列丛书）
ISBN 978-7-03-047946-4

Ⅰ.中… Ⅱ.赵… Ⅲ.中医学-护理学-高等职业教育-教学参考资料 Ⅳ.R248

中国版本图书馆 CIP 数据核字(2016)第 060609 号

责任编辑：孙岩岩 张立丽 / 责任校对：郑金红
责任印制：赵 博 / 封面设计：金舵手世纪

版权所有，违者必究。未经本社许可，数字图书馆不得使用

科学出版社 出版
北京东黄城根北街 16 号
邮政编码：100717
http://www.sciencep.com

安泰印刷厂 印刷
科学出版社发行 各地新华书店经销
*
2016 年 3 月第 一 版　开本：787×1092　1/16
2016 年 3 月第一次印刷　印张：11
字数：260 000
定价：29.80 元
（如有印装质量问题，我社负责调换）

前　言

本教材是根据中高护理职业教育的培养目标和教学计划，在总结多年教学改革实践和教学经验的基础上，以《中医护理学》为蓝本编写而成。全书包括绪论、中医基础理论、诊法、方药知识及护理、中医护理基本内容、中医常用疗法和护理操作技术共六章内容。

本书在编写过程中既考虑到高职高专学生的学习特点，又紧扣当前护士执业资格考试的考点，各编者对《中医护理学》各章的重点学习内容进行高度提炼，并以标注"★"的方式提示各章节的重点内容，力争涵盖护士执业资格考试重点考点。书中通过模拟试题测试，提升学生应试能力。全书的编写既参考了同类用书的丰硕成果，又充分体现了当前教学对《中医护理学》学习的要求。全体编者力求使本书成为学生学习《中医护理学》的有益参考用书，成为通过护士执业资格考试的中医护理学宝典。

全书编写安排：绪论由赵顺祥完成；第一章由马洪朝、郁利清、刘玉婷共同完成，具体分工为郁利清负责第一、二节，马洪朝负责第三至五节，刘玉婷负责第六节；第二章由刘永芬完成；第三章由吴国栋完成；第四章由迟俊梅完成；第五章由喻国华完成。全书的编写和出版自始至终得到了出版社各位领导的大力支持，在此表示衷心的感谢！

本书是所有参编人员共同努力的结果，由于编者水平有限，不足之处在所难免。编者诚恳期望广大读者在使用的过程中提出宝贵意见，以便再版时修正。

编　者

2016年2月

目 录

绪论 ··· (1)

第一章 中医基础理论 ·· (11)
第一节 阴阳学说 ··· (11)
第二节 五行学说 ··· (15)
第三节 藏象 ··· (21)
第四节 气血津液 ··· (27)
第五节 经络 ··· (29)
第六节 病因病机 ··· (31)

第二章 诊法 ·· (59)
第一节 望诊 ··· (59)
第二节 闻诊 ··· (67)
第三节 问诊 ··· (70)
第四节 切诊 ··· (77)

第三章 方药知识及护理 ·· (90)
第一节 方药的基本知识 ······································· (90)
第二节 用药护理的基本原则 ······························· (92)

第四章 中医护理基本内容 ··· (102)
第一节 病情观察 ··· (102)
第二节 生活起居护理 ··· (104)
第三节 饮食护理 ··· (107)
第四节 用药护理 ··· (111)

第五章 中医常用疗法和护理操作技术 ························ (125)
第一节 针灸 ··· (125)
第二节 推拿 ··· (130)
第三节 其他传统疗法 ··· (132)

参考答案 ·· (147)

绪 论

【学习内容提炼，涵盖重点考点】

中医护理学是在中医理论体系指导下，结合预防、保健、康复、医疗实践等活动，运用中医护理技术，对病人及老弱幼残或健康人实施护理，以预防疾病、促进康复、减轻痛苦的一门综合性应用学科。

一、中医护理学的发展概况

在中国古代，医、药、护一体，中医护理未形成独立的专业，有关护理方面的文献散见于历代医家的著作中。

（一）古代中医护理学的形成与发展

1. 春秋战国至秦汉时期 《黄帝内经》、《难经》、《伤寒杂病论》、《神农本草经》等医学专著的成书标志着中医学理论体系的初步形成，也被后世尊为中医学的四大经典著作。中医学理论体系的基本确立，同时也为中医护理学的形成与发展奠定了基础。

《黄帝内经》（简称《内经》）是我国现存最早、最全面阐述中医学基本理论的一部医学典籍。《内经》包括《素问》、《灵枢》两部分，该书不仅全面论述了中医学的思维方法，人与自然的关系，人体的组织结构、生理、病理及疾病的诊断、防治等，还记载了生活起居护理、情志护理、饮食护理、养生康复护理、预防护理（治未病）以及针灸、按摩、导引等护理技术。《黄帝内经》提出"人与天地相应也","四时阴阳者,万物之根本也,所以圣人春夏养阳,秋冬养阴"等顺应自然,调护养生的思想对现代生活起居护理仍有重要指导意义。"怒伤肝,喜伤心,忧伤肺,悲伤脾,恐伤肾"说明了情志过激会伤害人体内脏,应当注意心理护理。对饮食护理的具体论述:"谷肉果菜食养尽之,无使过之,伤其正也","饮食自倍,肠胃乃伤","春食凉,夏食寒以养阳,秋食温,冬食热以养阴"。这些内容指出饮食要有节,食物的寒凉温热要与季节相适应等护理理念。

《难经》是一部可与《内经》媲美的古医学典藉,相传为名医扁鹊所著。全书涉及生理、病理、诊断、病证、治疗等多方面内容,尤其对脉学有较详细而精准的论述,在《内经》的基础上又有所阐扬和发展,与《内经》同成为后世指导临床实践的重要理论著作。

东汉时期,著名医家张仲景首先创立了中医辨证论治的诊治理论,同时也为中医护理的辨证施护开创了先河。张仲景还首创了猪胆汁灌肠法。所著《伤寒杂病论》中在服药护理方面对煎药方法、服药注意事项、服药后观察反应及饮食禁忌都有具体的介绍。如桂枝汤方后注明"以水七升,微火煮服三升,去渣,适寒温,服一升",服药后应"啜热稀粥一升余,以助药力",并加盖被子,观察汗出要以微有汗为佳,不可大汗淋漓,否则病必不除。该书还记载了许多护治结合的方法,如治狐惑病的烟熏法、坐浴法等。

《神农本草经》简称《本经》或《本草经》,是我国现存最早的药物学专著。该书首先提出了"四气五味"的药性理论,明确了"治寒以热药,治热以寒药"的用药原则,使药理学与病机学密切结合,更进一步充实了中医学理论体系。

三国时期的名医华佗首创麻沸散并将其用于外科手术。在养生健身方面,他倡导的"五禽戏",是在古代导引方法的基础上,模仿虎、鹿、猿、熊、鸟五种动物的姿态动作,可使头、身、腰、四肢等各个关节都得到活动。他认为锻炼可以帮助消化,疏通气血,增强体质,减少疾病,这是最早的康复护理方法。"五禽戏"把体育与医疗护理结合起来对后世影响较大,尤其对中国体育史的发展有重大意义。

2.魏晋隋唐时期 巢元方(隋)的《诸病源候论》是我国第一部病因病机学专著,书中广泛、详细而准确地记载了大量的疾病,对疾病的病候、病机进行了新的探讨,对中医病理学的形成作出了极大的贡献。针灸学家皇甫谧编著的《甲乙经》，发展了针灸疗法，并阐述了针灸治疗的针刺和灸法的操作技术，使中医学说更为丰富，护理工作也随之增加了新的内容。王叔和在《脉经》一书中阐明了脉理，并比较了脏腑各部的生理、病理脉象，分析了各种杂病及妇女、小儿的脉证，同时改进了寸、关、尺的诊脉方法，使脉诊法成为临床护理及观察病情时的重要手段，为运用中医护理手段观察患者病情提供了依据。

晋代医家葛洪所编著的《肘后备急方》中对各急证、传染病及内、外、妇、五官、精神和骨伤等各科病证都有论述，并提出了护理要求。如对创伤大出血的患者应禁食刺激性食物，宜安静，避免过度活动与情绪波动。

唐代孙思邈所撰写的《备急千金要方》和《千金翼方》详细记录了从基础理论到临床各科各方面的理、法、方、药，广泛吸纳了各家之长，有极高的学术价值。所写的"大医精诚"一文，集中体现了高尚医德和"医为仁术"的精神追求，开中国医学伦理学之先河，直到今天仍是医学生的医德规范。其"葱管导尿术"是护理技术日渐成熟的标志，是世界上最早的导尿术。书中记载："葱管尖端纳尿道三寸，以口微吹便自通。"唐代王焘的《外台秘要》对黄疸病的观察很有创见，指出"每夜小便里浸少许帛，各书记日，色渐退白则瘥"。这是世界上最早的实验观察法。医学教育在唐代已发展得比较成熟，唐政府设立了"太医署"培养医学生，医学教育的发展更进一步地促进了唐代医药学的发展和繁荣。

*3. 宋金元时期　金元时期，学术争鸣。刘完素、张从正、李杲、朱震亨等所创学派对中医学理论的发展起到了极其重要的作用，被后人尊为"金元四大家"。他们从不同角度丰富和发展了中医学理论。刘完素创河间学派，倡导火热论。认为"六气皆从火化"，百病皆因火热，故在治疗中力主寒凉清热，后人称为"寒凉派"。张从正则提出"病由邪生，攻邪已病"，治病以汗、吐、下三法攻邪为主，后人称其为"攻下派"。李杲强调胃气对发病的重要意义，倡导"百病皆由脾胃衰而生"，善用温补脾胃之法，后人称之为"补土派"。朱震亨创造性地阐明了相火的常变规律，在"相火论"的基础上提出"阳常有余，阴常不足"的结论。治疗上倡导"滋阴降火"，后人称之为"滋阴派"。

宋代儿科名医钱乙，尊称为"幼科鼻祖"，所著《小儿药证直诀》详细记录了小儿的生理、病理特点，从生活起居、饮食、用药、喂养等方面论述小儿护理的方法。

4. 明清时期　李时珍在《本草纲目》中，对于"天行瘟疫"提出，"取初病人的衣服，于甑上蒸过，则一家不染"，可谓是最简单的物理消毒法。《本草纲目》丰富了世界科学宝库，不仅对药物学作了详细记载，同时对人体生理、病理、疾病症状、卫生预防及疾病护理方法等都作了正确的叙述。

明代吴有性著《温疫论》，创"戾气"学说，指出温病的病因非一般的六淫病邪，多是"戾气""从口鼻而入"，具有传染性、流行性等。提出患者烦渴、大渴皆因内热、大热所致，故除使用药物清热解毒外，在护理上可饮梨汁、甘蔗汁，用井底水、冷水或雪水擦浴辅助降温。

清代吴鞠通《温病条辨·中焦篇》记载了对热病患者的口腔护理的措施："以新布蘸新汲凉水，再蘸薄荷细末，频擦舌上。"另记载以"雪梨浆"治温病口渴是饮食疗法在护理学的应用实证。明清时期记载了蒸汽消毒衣物、焚烧艾叶、喷洒雄黄酒等方法消毒空气。

（二）近代中医护理学的发展

吴尚先于1870年刊行的外治法专书《理瀹骈文》中明确提出某些疾病对于一些饮食有禁忌。如"饮食治法，如发散用姜、葱、蒜；热用椒、茴；凉用瓜、蔗、梨、藕；补用莲、芡、柿、乌鸡、羊肝、牛乳，以及盐、油、糖、蜜、酒、醋、茶水、糕粥之类，古皆疗疾，特有忌者当慎耳。"

（三）现代中医护理学的发展

1955年中医研究院成立，1956年全国中医学院相继成立近二十所。1959年南京出版了第一部系统的中医护理专著《中医护病学》。1985年，北京中医学院成立中医护理系，开创了中国医学史上中医护理高等教育的先河。

20世纪80年代中期，南京、北京、湖北、黑龙江等地的中医院校相继开设了高级护理专科教育。2000年以后，全国有23所中医院校开办了中医护理本科教育，部分院校还开设了中医护理涉外教育和中医护理硕士教育。

★二、中医护理学的基本特点

中医学理论体系是以整体观念为指导思想，以脏腑经络学说为理论核心，以临床实践为依据，以辨证论治为诊疗特点的医学理论体系。它的基本特点主要是整体观念和辨证论治。

中医护理秉承了中医学整体观念和辨证论治的基本特点，经现代中医护理人员的继承和发扬，进一步发展为整体观念和辨证施护两个主要特点。

★（一）整体观念

中医护理学的整体观念是中医学关于人体自身的完整性及人与自然、社会环境的统一性的认识。

1. **人体是一个有机的整体** 整体观念认为，构成人体的各个部分、各个脏腑形体官窍之间，在结构、功能、生理、病理等各个方面都是互为协调、互为作用、互为影响的。在生理上，以五脏为中心通过经络把六腑、五体、五官、四肢、九窍等全身组织器官紧密地联结成一个表里相连、上下沟通、密切联系、协调共济的统一体，并通过气、血、精、津的作用共同完成人体的生理活动。如心与小肠相表里，主血脉，开窍于舌等，这样有机的联系共同维持人体的生命活动。而一旦发生病变，脏腑之间、脏腑与体表组织之间也会相互影响，如心有病变可从舌反映出来，心的阳气不足则舌质淡白，心的阴血不足则舌质红绛，心火上炎则舌尖红甚至舌体生疮等。《黄帝内经》中提到"视其外应，以知其内脏，则知所病矣"。可见中医诊治强调人体整体或局部发生病变时要着眼于整体考虑，应用整体观念的思想来诊治疾病。

2. **人与外界环境的统一性** 整体观念还认识到，人生活在自然环境中，人体的生理机能和病理变化必然要受到自然环境的影响，即人与自然也是一个不可分割的有机的整体。因此，中医学在对人体的健康维护中始终都强调自然因素的重要性。《黄帝内经》就提出了"人以天地之气生，四时之法成"，认为人的生命过程必然会受到大自然规律的影响，自然环境的变化如寒暑交替、地域的差异都会对人体的生理病理产生直接或间接的影响，正所谓"天人合一"。

3. **人与社会环境的统一性** 人与社会同样是一个统一的、相互联系的有机体。人生活在复杂的社会环境中，生命活动和健康必然受到社会环境的影响，人不仅是单个的生物体，同时也是社会的一员，还具有社会属性。人体的生命活动不仅受到自然环境变化的影响，而且也会受到社会环境的影响。政治、经济、宗教、文化、法律、婚姻、人际关系等社会因素，很自然地通过与人的信息交换影响着人体的各种生理、心理活动和病理变化，而人也在社会环境的各种活动中维持着生命活动的平衡和协调，这就是人与社会环境的统一性。

★（二）辨证论治

辨证论治是中医学认识疾病和处理疾病的基本原则，是中医学对疾病的一种特殊的研究和处理方法，是运用中医学理论辨析有关疾病的资料以确立证候，论证其治则治法方药并付诸实施的实践过程。

辨证，是将四诊（望、闻、问、切）所收集到的有关疾病的资料，运用中医学理论进行分析、综合，辨清疾病的原因、性质、部位及发展趋势，然后做出诊断的过程。

由于证候只是疾病过程中某一阶段或某一类型的病理概括，只能反映疾病某一阶段和某一类型的病变本质，故中医学在认识和处理疾病的过程中，既强调辨证论治，又讲究辨证与辨病相结合。辨证与辨病都是认识疾病的过程，辨证是对证候的辨析，以确定证候为目的，从而根据证候来确立治法，据法处方以治疗疾病；辨病是对疾病的辨析，以确定疾病的诊断为目的，从而为治疗提供依据。辨证与辨病都是以患者的临床表现为依据，区别是一为确立证候，一为确诊疾病。

病，即疾病，是病邪作用于人体，人体正气与之抗争而引起的机体阴阳失调、脏腑组织损伤、生理机能失常或心理活动障碍的一个完整的生命过程。疾病的概念反映了某一种疾病全过程的总体属性、特征和规律。如麻疹、感冒、痢疾等都属于疾病的概念。

证，即证候，是疾病过程中某一阶段或某一类型的病理概括，一般由一组相对固定、有内在联系、能揭示疾病某一阶段或某一类型病变本质的症状或体征组成。证候揭示的是病变的机理和发展趋势，故中医学将其作为确定治法、处方用药的依据。如风寒感冒、肝阳上亢、心血亏虚等都属于证候的概念。

症，即症状和体征的总称，是疾病过程中表现出的个别、孤立的现象，可以是患者异常的主观感觉或行为表现，如发热、恶心呕吐等，也可以是医生检查发现的异常征象，如舌苔、脉象等。同一症状可以由不同的病因引起，可以出现在不同的疾病中，孤立的症状体征不能反映疾病或证候的本质，因此不能作为治疗的依据。

病、证、症三者既有区别又有联系，病与证虽然都是对疾病本质的认识，但病的重点是全过程，证的重点在现阶段；症状和体征是病和证的基本要素，疾病和证候都是由症状和体征构成的。有内在联系的症状和体征组合在一起即构成证候，反映疾病某一阶段或某一类型的病变本质；各阶段或类型的证候贯串在一起便是疾病的全过程。

论治，是在通过辨证得出诊断的基础上确立相应的治疗原则和方法，选择适当的治疗手段和措施来处理疾病的实践过程。论治过程一般有以下几个步骤。

（1）因证立法，即根据辨证的结果确立相应的治疗方法。如辨明病属风寒感冒，则立辛温解表法；辨明病属风热感冒则立辛凉解表法。

（2）依法选方，即依据确立的治法选择相应的治疗手段或措施，并予以处方。

（3）据方施治，即按照处方实施治疗方法。

（4）辨证与论治是诊治疾病过程中相互衔接不可分割的两方面，辨证是认识疾病、确立证候，论治是依据辨证结果确立治法和处方用药；辨证是论治的前提和依据，论治是辨证的延续，也是对辨证的检验。

★（三）辨证施护

辨证施护就是按照辨证论治的原则去护理患者。将中医学辨证论治的原则进一步应用到护理工作中，称为辨证施护，是中医护理学的基本特点之一。

辨证施护分为辨证和施护两部分。辨证是施护的前提和依据，施护即根据辨证的结果，遵循辨证的理论确定相应的护理措施。施护是护理疾病的方法，同时也是检验辨证的手段。辨证施护的过程，就是认识和护理疾病的过程。辨证和施护在诊断和护理疾病的过程中，是相互联系和相互依赖的，是理论和实践相结合的体现，是中医护理的基本法则。

辨证施护强调根据不同的证候给予相应的护理，如寒证患者要注意防寒保暖，饮食药物均宜偏热服，给予助阳散寒食品，忌食生冷；热证患者起居要通风凉爽、食物宜清淡易消化，多予清热生津之品等。

辨证施护不同于"对症护理"，辨证施护的主要特点是能辩证地看待病和证的关系，既看到一种病可以出现几种不同的证，又能认识到不同的病在发展过程中可以出现同一种证，从而能对各种疾病采取灵活的护理方法。

对同一疾病根据其病程各时期所表现出的不同的证候，给予不同的护理称为"同病异护"；不同的病由于病机相同而出现了相同的证候，而采取了同一种护理方法称为"异病同护"。在对"病"、"证"、"症"的认识处理上，能决定治疗和护理原则的主要是证候。

【模拟试题测试，提升应试能力】

一、名词解释

1. 整体观念　2. 辨证论治　3. 病　4. 证　5. 症　6. 同病异护　7. 异病同护

二、填空题

1. 第一部病因病机证候学专著是_____。
2. 倡导火热论的金元医家是_____，后世称其为_____派的代表。
3. 唐代孙思邈论述了临床各科护理、食疗、养生内容的著作是_____。
4. 创立"疠气"说的明代医家是_____，其代表著作是_____。
5. 叶桂著《温热论》，创建了温热病的_____辨证体系；吴瑭著《温病条辨》，创立了温热病的_____辨证体系。
6. 中医学理论体系的主要特点：一是_____；二是_____。
7. 中医学的整体观念，主要体现于_____和_____两个方面。
8. 证是疾病过程中_____或_____的病理概括。

三、选择题

1. 我国现存医学文献中最早的一部典籍是
   A.《伤寒杂病论》　　B.《黄帝内经》　　C.《难经》
   D.《神农本草经》　　E.《温疫论》

2. 下列哪部著作是我国现存最早的药物学专著
   A.《伤寒论》　　　　B.《金匮要略》　　C.《黄帝内经》
   D.《神农本草经》　　E.《难经》

3. 中医学中成功运用辨证论治的第一部专著是
   A.《黄帝内经》　　　B.《难经》　　　　C.《神农本草经》
   D.《伤寒杂病论》　　E.《小儿药证直诀》

4. 我国第一部药物学专著是
A.《本草纲目》　　　B.《新修本草》　　　C.《黄帝内经》
D.《千金要方》　　　E.《神农本草经》

5. 创立"五禽戏"的医家是
A. 巢元方　　　B. 华佗　　　C. 张仲景
D. 陈无择　　　E. 扁鹊

6. 下列著名医家中被称为"寒凉派"的代表是
A. 叶天士　　　B. 张从正　　　C. 刘完素
D. 朱丹溪　　　E. 李杲

7. 下列著名医家中被称为"攻邪派"的代表是
A. 李杲　　　B. 李中梓　　　C. 吴又可
D. 张从正　　　E. 王清任

8. 下列著名医家中被称为"补土派"的代表是
A. 叶天士　　　B. 李东垣　　　C. 李中梓
D. 张介宾　　　E. 朱丹溪

9. 下列著名医家中被称为"养阴派"的代表是
A. 朱震亨　　　B. 李东垣　　　C. 张从正
D. 刘完素　　　E. 吴鞠通

10.《温疫论》的作者是
A. 叶天士　　　B. 吴鞠通　　　C. 薛生白
D. 王孟英　　　E. 吴又可

11. 创立"相火论"的医家是
A. 吴鞠通　　　B. 吴有性　　　C. 王孟英
D. 朱丹溪　　　E. 薛生白

12. 中医学认为构成人体有机整体的中心是
A. 命门　　　B. 脑　　　C. 五脏
D. 六腑　　　E. 经络

13. 中医学理论体系形成的时期是
A. 先秦秦汉　　　B. 两晋隋唐　　　C. 宋金元
D. 明清　　　E. 近代

14. 奠定了中医学发展基础的是

A.《黄帝内经》　　　　B.《伤寒杂病论》　　　C.《神农本草经》

D.《难经》　　　　　　E.《左传》

15. 我国现存最早的针灸学专著是

A.《黄帝内经》　　　　B.《伤寒杂病论》　　　C.《神农本草经》

D.《难经》　　　　　　E.《针灸甲乙经》

16. 金元四大家中倡言"阳常有余，阴常不足"的是

A. 刘完素　　　　　　B. 张元素　　　　　　C. 李杲

D. 朱震亨　　　　　　E. 张从正

17. 明清时期温病学家中吴有性的代表作是

A.《温热论》　　　　　B.《湿热条辨》　　　　C.《诸病源候论》

D.《温疫论》　　　　　E.《温病条辨》

18. 提出"阳非有余"、"真阴不足"的医家是

A. 张从正　　　　　　B. 张仲景　　　　　　C. 张介宾

D. 赵献可　　　　　　E. 吴有性

19. 以下属于"证候"的是

A. 痢疾　　　　　　　B. 角弓反张　　　　　C. 心脉痹阻

D. 恶寒发热　　　　　E. 脉象沉迟

20. 以下属于"疾病"的是

A. 痢疾　　　　　　　B. 角弓反张　　　　　C. 心脉痹阻

D. 恶寒发热　　　　　E. 脉象沉迟

四、问答题

1. 金元四大家为谁？各有何学术特点？

2. 为什么说人体是一个统一的整体？

3. 简述辨证与论治的关系。

4. 简述病、证、症三者的关系。

5. 简述何为辨证施护。

（赵顺祥）

第一章

中医基础理论

【学习内容提炼，涵盖重点考点】

第一节 阴阳学说

一、阴阳的基本概念

阴阳最初的含义是非常朴素的，是指日光的向背而言，向日光则为阳，背日光则为阴。随着阴阳理论的发展，引申为对自然界相互关联的某些事物或现象对立双方属性的概括，它既可代表两个相互对立的事物，也可代表同一事物内部存在的相互对立的两个方面。

阴阳学说，是古人用以阐释宇宙间万事万物的发生、发展和变化的一种古代哲学理论，是人们探求宇宙本原和解释宇宙变化的一种世界观和方法论。

1. 阴阳是一个抽象、机动的代名词　阴阳本身是个空洞不具体的名词，《灵枢·阴阳系日月篇》说："且乎阴阳者，有名而无形。"它所代表的是事物和现象的两种属性，是从无数现象和事物中抽象出共同的、本质的属性而形成的对立统一的哲学概念。

2. 阴阳属性的归类依据　要正确说明事物或现象的阴阳属性，首先必须了解阴阳的基本特性。《内经》明确指出："水火者，阴阳之征兆也"。"水为阴，火为阳"。(《素问·阴阳应象大论》)阴阳虽不可见，但水火的特性是可见的，并以此推演下去，凡是剧烈运动着的，外向的，上升的，温热的，明亮的，动能的，兴奋的都属于阳；相对静止着的，内守的，下降的，寒冷的，晦暗的，物质的，抑制的都属于阴。所以说，阴阳的基本特性，即水与火的截然不同性质是确定事物属阴属阳的依据。在医学领域中，将对于人体具有推动、温煦、兴奋等作用的物质或功能，统属阳；对于人体具有凝聚、滋润、抑制等作用的物质或功能，统属阴。

3. 阴阳属性的绝对性和相对性

（1）阴阳属性的绝对性：是指阴阳自身所具有的特定的属性，是绝对不变的，不能随意改变、任意颠倒的，火永远属阳性，水永远属阴性。

（2）阴阳属性的相对性：是指具体事物的阴阳属性并不是绝对的，而是相对的。这种相对性表现如下：

1）在一定条件下，阴和阳之间可以发生相互转化。

2）事物的无限可分性。

4. 阴阳指标示相互关联的事物和现象。

二、阴阳学说的概念

阴阳学说认为世界是物质性的整体，世界本身是阴阳二气对立统一的结果。故《素问·阴阳应象大论》说："阴阳者，天地之道也，万物之纲纪，变化之父母，生杀之本始，神明之府也。"

三、阴阳学说的基本内容

阴阳学说认为阴阳对立统一的矛盾运动，是自然界万物发生、发展变化的根本规律。相互关联的阴阳对立双方不是孤立的、静止的。阴阳在矛盾运动中，具有对立制约，互相互用，互为消长，相互转化等多种关系。

*1. 阴阳的对立

（1）含义：自然界的一切事物或现象都存在着相互对立的阴阳两方面，它们既是对立的，又是统一的，统一的对立结果。

（2）表现

1）相互对立：阴阳的属性完全相反，故存在相互对立的关系。

2）相互制约：属性相反的阴阳双方共处于一个统一体中，不是静止、孤立的，而是在相互斗争，相互制约对方，以取得事物的动态平衡。

*2. 阴阳互根

（1）含义：阴阳双方既相互对立又相互依存，任何一方都不能脱离对方而单独存在。

（2）表现

1）相互依存：阴依阳而在，阳依阴而存。双方都以对方的存在作为自己存在的前提和条件。

2）相互而用：阴为阳之基，阳为阴之用。阴阳双方在相互依存的基础上不断地资生，促进和助长对方。

*3. 阴阳消长

（1）含义：阴阳之间的对立互根不是处于静止不变的状态，而是在一定限度内互为消长的运动中维持着相对的平衡，是一个量变过程。

（2）表现

1）此长彼消：阳长阴消和阴长阳消。

2）此消彼长：阳消阴长和阴消阳长。

*4. 阴阳转化

（1）含义：阴阳对立的双方，在一定的条件下，可以各自向其对方转化，即阴可以转化为阳，阳可以转化为阴。它是一个质变的过程。

（2）转化的条件

1）阴阳互根，内在依据。

2）阴阳至极，物极必反。

（3）表现

1）重阳必阴，热极生寒。

2）重阴必阳，寒极生热。

阴阳的对立、互根、消长、转化是阴阳学说的基本内容，它们之间不是孤立的，而是互相联系、相互影响的，阴阳互根是阴阳转化的内在依据，阴阳消长是阴阳转化的前提，阴阳转化是阴阳消长的结果。阴阳对立，消长含有矛盾的对立性，阴阳的依存，转化含有矛盾的统一性。阴阳双方不可割地存在于一个统一体中。

*四、阴阳学说在中医学中的应用

1. 说明人体组织结构　阴阳学说认为，人体是一个充满了阴阳对立统一的有机整体。医家们根据汉代董仲舒的"天有阴阳，人亦有阴阳"的理论提出"人生有形，不离阴阳"（《素问·宝命全形论》）。

2. 说明人体的生理功能　阴阳学说认为，人体的正常生命活动，是阴阳两个方面保持着对立统一的协调关系的结果。所以说，"生之本，本于阴阳"；"阴平阳秘，精神乃治"（《素问·生气通天论》）。

3. 说明人体的病理变化　人体疾病的发生和发展变化，关系到正气和邪气两方面，邪正斗争导致人体阴阳平衡协调关系破坏，引起机体的阴阳偏胜偏衰，出现了阴阳失调的结果。因而阴阳失调是疾病的基本病机之一。

（1）正、邪的含义

1）正：正气，指人体正常的机能活动（包括脏腑、经络、气血津液等功能）和抗病康复能力。用阴阳来区分其属性，又分阴精和阳气两部分。

2）邪：邪气，泛指各种致病因素。亦可用阴阳来区分其属性，如邪气中的六淫分阴阳，则寒、湿为阴邪，风、暑、火为阳邪。

*（2）病理变化的总纲：中医学把"阳胜则热，阴胜则寒，阳虚则寒，阴虚则热"称为病理总纲。

1）阴阳偏胜：是指阴邪和阳邪致病的两种病理变化，具体表现为：①阳胜则热，阳胜则阴并。②阴胜则寒，阴胜则阳病。

2）阴阳偏衰：是指机体的阴精与阳气不足（亏虚）的两种病理变化。具体表现为：①阳虚则寒。②阴虚则热。

阴阳两虚：根据阴阳互根的理论，人体的阴或阳任何一方虚损到一定程度时，必然会导致另一方的不足，所谓"阴损及阳"，最后都能产生阴阳两虚的病理变化。

此外，当阴阳偏胜的病理变化发展到一定程度时，在一定条件下，可以各自向相反的方向转化，即阳证可以转化为阴证，阴证可以转化为阳证。

4. 用于疾病诊断

（1）四诊分为阴阳，为辨证提供可靠依据。

1）望病人色泽的明暗分阴阳。

2）闻病人语声高低分阴阳。

3）问病人寒热的喜恶分阴阳。

4）切病人脉搏的形态、至数、部位分阴阳。

（2）辨证分阴阳：临床辨证方法很多，其中八纲辨证是各种辨证方法的纲领，阴、阳二纲又可以概括其他六纲。表、实、热属阳证；里、虚、寒属阴证。可见阴阳二纲是纲领中之总纲，起到执简驭繁的作用。

5. 用于确立疾病的治疗和护理原则　治疗和护理的基本原则就是调整阴阳，补其不足，泻其有余，恢复阴阳的相对平衡。如在治疗方面上，阴阳偏胜实寒证用温热药、实热证用寒凉药以泻其有余；阴阳偏衰虚寒证用扶阳法、虚热证用益阴法以补其不足。在护理方面，阳胜发热患者选择清凉的环境条件，阴胜畏寒患者选择温热的环境条件。都是在调整阴阳这一基本原则指导下确立的。

6. 归纳药物的性能

（1）药之四性：寒凉属阴，温热属阳。

（2）药之五味：辛、甘（淡）为阳，酸、苦、咸为阴。

（3）药之作用：升浮为阳，沉降为阴。

7. 用于指导养生防病　中医学十分重视对疾病的预防，不仅用阴阳学说来阐述养生学说的理论，而且养生的具体方法也是以阴阳学说为依据的。阴阳学说认为：人体的阴阳变化与自然界四时阴阳变化协调一致，就可以延年益寿；因而主张顺应四时，必须适应自然界的阴阳变化规律，如春夏季节要保养阳气，秋冬季节需固护阴精，并采取相应的护理措施，维持体内外环境的统一，达到养生防病、健身的目的。

第二节　五行学说

一、五行的基本概念

"五"，指构成客观世界的五类基本物质，即木、火、土、金、水。

"行"，运行之义。

所谓五行，是指构成客观世界的木、火、土、金、水五种物质的运动变化。

二、五行学说的含义

五行学说认为自然界的一切事物都是由木、火、土、金、水五种基本物质之间的运动变化生成的，五行之间的生克制化关系是宇宙间各种事物普遍联系的基本规律。

★三、五行学说的基本内容

★1. 五行各自的特性

五行的特性，是古人在长期的生活和生产实践中，对木、火、土、金、水五种物质的朴素认识的基础上，进行抽象而逐渐形成的理论概念。在《尚书·洪范》中作出了经典性的阐释，将其概括为"水曰润下，火曰炎上，木曰曲直，金曰从革，土爱稼穑"。

（1）水具有滋润、向下的性质，引申为具有滋润、向下、寒凉、闭藏等作用或性质的事物和现象，均属于水的特性。

（2）火具有炎热向上的性质，引申为具有温热、升腾、明亮等作用或性质的事物和现象，均属于火的特性。

（3）土具有播种和收获庄稼，生长万物的作用，进而引申为凡具有受纳、承载、生化等作用或性质的事物和现象，均归属于土。

（4）金具有肃杀、收敛、潜降、清洁的特性，进而引申为凡具有肃杀、沉降、收敛、清洁等作用或性质的事物和现象，均归属于金。

（5）水具有滋润、寒凉、向下的特性，进而引申为凡具有寒凉、滋润、向下、闭藏等作用或性质的事物和现象，均归属于水。

2. 事物的五行属性归类与推演　五行归类，是依据五行的抽象特性，采用取象类比和推演络绎的方法按照事物的不同性质、作用与形态分别将其归属于木、火、土、金、水五行之中，借以阐述人体脏腑组织之间的复杂联系及其与外界环境之间的相互关系。

所谓取象比类，即是将事物的形象与五行的抽象特性相比较，以确定具体事物的五行归属。推演络绎是指归纳和演绎两种推理形式相结合而言的推理，即根据已知的某些事物的五行属性，推演至与其相关的事物，以得知这些事物的五行归属。

*3. 五行的生克乘侮　五行学说是以五行的相生相克来说明事物之间的相互资生和相互制约的关系，以五行的相乘相侮来探索事物间协调平衡被破坏后的相互影响。

（1）五行相生：是指木、火、土、金、水之间存在着有序的递相资生、助长和促进的关系，五行之间互相滋生、互相促进的关系称之为五行的相生。五行相生的次序是：木生火，火生土，土生金，金生水，水生木，这种关系是循环往复的（图1-1）。在五行相生关系中，任何一行都具有"生我"和"我生"两方面的关系，如以木为例，"生我"的是水，"我生"的则是火。

（2）五行相克：是指木、火、土、金、水之间存在着有序的递相克制、制约的关系，五行之间相互制约的关系称为五行的相克。五行相克的次序是：木克土，土克水，水克火，火克金，金克木。这种关系也是循环往复的（图1-1）。在五行相克关系中任一行都具有"克我"和"我克"两方面的关系。又以木为例，"克我"的是金，"我克"的则是土。

（3）制化：制，即制约、克制。化，即化生、变化。五行制化，是五行生克关系的相互结合，五行生克是事物运动变化的正常规律。在五行之间的生克关系中，相生与相克是不可分割的两个方面，任何一行皆有"生我"、"我生"、"克我"、"我克"四个方面的关系。以木为例，"生我"者水，"我生"者火，"克我"者金，"我克"者土。五行之间这种生中有制，制中有生，相互生化，相互制约的生克关系，维持和促进了事物的相对平衡协调与发展变化（图1-2）。

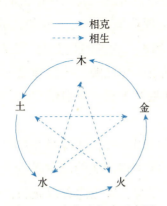

图1-1　五行相生相克示意图

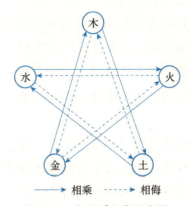

图1-2　五行相乘相侮示意图

（4）相乘：乘，即乘虚侵袭的意思。相乘是指五行中某一行对其所胜一行的过度相克。五行之间相乘的顺序与相克的顺序是一致的，即木乘土，土乘水，水乘火，火乘金，金乘木。只是相克是正常现象，相乘为异常现象。

（5）相侮：侮，即欺侮，有恃强凌弱之意。相侮是指五行中某一行对其所不胜一行的反克，与相克的顺序相反。五行中相侮的规律以反克推之，即木侮金、金侮火、火侮水、水侮土、土侮木。

五行乘侮是五行间的反常相克现象。相乘和相侮均因五行中的任何一行的太过或不及所引起，两者可同时发生。如木过强时，既可以乘土，又可以侮金；木不足时，既可以受到金乘，又可以受到土的反侮。

★四、五行学说在中医护理学中的应用

五行学说运用于中医领域，主要是阐述人体脏腑的生理、病理及其与外界环境的相互关系，从而指导临床诊断与治疗和临床辨证施护的一种中医学的独特理论，也是中医学理论体系的一个组成部分。

1. 归属人体的组织结构　中医学运用了五行类比联系的方法，根据脏腑组织的性能和特点，将人体的组织结构分属于五行系统，从而形成了以五脏（肝、心、脾、肺、肾）为中心，配合六腑（胆、小肠、胃、大肠、膀胱、三焦），主持五体（筋、脉、肉、皮毛、骨），开窍于五官（目、舌、口、鼻、耳），外荣于体表（爪、面、唇、毛、发）等的脏腑组织结构系。

2. 说明五脏的生理功能　按五行学说的分类方法，将人体的五脏归属于五行，并以五行抽象的特点来说明五脏的生理功能。木有生发条达的特性，肝喜条达恶抑郁，具有疏泄的功能，故以肝属木；火性温热上炎，心阳温煦，故以心属火；土性敦厚，生化万物，脾为气血生化之源，故以脾属土；金性清肃、收敛，肺气肃降，故以肺属金；水性滋润下行，肾藏精主水，故以肾属水。

3. 说明五脏间的相互关系　五行学说不仅用五行特性说明五脏的功能特点，而且还运用五行生克制化理论来说明脏腑生理功能的内在联系，如肾水之精以养肝，肝木藏血以济心，心火之热以温脾，脾土之谷以充肺，肺金清肃下行以助肾水，这就是五脏相互滋生的关系。肝木的条达，可疏泄脾土的

壅郁；脾土之运化，可制止肾水泛滥；肾水之滋润，可防止心火的亢烈；心火之阳热，可制约肺金清肃太过；肺金清肃下行，可抑制肝阳的上亢，这就是五脏相互制约的关系。

然而，五脏的功能是多样的，其相互间的关系也是复杂的，在研究脏腑的生理功能及其相互间的内在联系时，不能完全囿于五行之间相生相克的理论。

4. 说明五脏病变的相互影响　脏腑病变的相互影响和传递，谓之传变，即本脏之病可以传至他脏，他脏之病亦可以传于本脏。从五行规律来说，则病理上的传变主要体现于五行相生的母子关系及五行相克的乘侮关系。中医学运用五行学说的生克乘侮理论，来说明人体在病理情况下，五脏之间的相互影响，疾病之间的相互传变，可分为：

（1）母病及子：如肾阴虚不能滋养肝木，称水不涵木。表现为肾阴不足，如耳鸣、腰膝酸软、遗精等，同时出现肝的阴血不足如眩晕、消瘦、乏力、肢体麻木，或手足蠕动，甚至震颤抽搐等。因肾属水，肝属木，水（母）生木（子）。病变由肾及肝，由母传子。

（2）子病犯母：如心火亢盛而致肝火炽盛。心火亢盛，表现为心烦或狂躁谵语、口舌生疮、舌尖红赤疼痛，同时出现肝火偏旺的烦躁易怒、头痛眩晕、面红目赤等症状。因心属火，肝属木，肝为母，心为子。病变由心及肝，由子传母。

疾病按相生规律传变，"母病及子"为顺，其病轻；"子病犯母"为逆，其病重。

（3）相乘：如木旺乘土，是由于肝气疏泄太过，影响脾胃，导致消化机能紊乱，肝气横逆，则出现眩晕头痛、烦躁易怒、胸闷胁痛，同时出现脘腹胀痛、厌食、大便溏泄或不调等脾虚之候，称肝气犯脾；若表现为纳呆、嗳气、吞酸、呕吐等胃失和降之证，则称肝气犯胃。肝属木，脾、胃属土，木克土。

（4）相侮：又称反侮。如肝火偏旺，影响肺气清肃，表现为胸胁疼痛、口苦、烦躁易怒、脉弦数等肝火过旺之证，同时出现咳嗽、咳痰，甚或痰中带血等肺失清肃之候。因肝属木，肺属金，金能克木，今肝木太过，反克肺金，其病由肝传肺。

5. 用于疾病的诊断　五行学说把五脏与五色、五味等以五行分类归属联系起来，作为诊断疾病的理论基础。因此，在临床诊断上，我们即可以综合四诊材料，根据五行所属及其生克乘侮规律来推断病情。如面见青色，喜食酸味，两胁胀痛，脉弦，即可诊为肝病；面见赤色，口味苦，舌尖红或糜烂，脉洪或数，则可诊为心火亢盛；而脾虚病人，面色见青，口泛酸水，则可诊为肝木乘土，即肝脾不和之证。

6.用于治疗与护理　五行学说用于治疗和护理方面，则主要在于控制疾病的传变和确定治疗与护理的原则两方面。运用五行生克乘侮关系可以推断和概括疾病的传变规律，并能确定预防性治疗原则和护理措施。

（1）控制疾病传变：疾病的发生，主要在于机体脏腑阴阳气血功能的失调。而脏腑组织的功能失调也必然反映于内脏生克制化关系的失常。因此，疾病的传变，则常是一脏受病而波及他脏，或他脏受病而传及本脏。因此，在临床上除对所病本脏进行适当处理外，特别应考虑到与其有关脏腑之间的传变关系，并应根据五行的生克乘侮规律来调整其太过或不及，以防"母病及子"或"子病犯母"之类病变的发生，以控制或防止其疾病的传变，使之恢复其正常的功能活动。

（2）确定治疗和护理的原则：在临床上还经常用五行的生克规律来确定治疗、护理原则。

1）临床上依据五行相生规律作为指导确定的治疗方法：如有"培土生金"、"扶土抑木"、"泻南补北（补肾清心）"法等。

2）在针灸疗法中：手足三阴三阳十二经脉四肢末端的穴位亦分属于五行，即井、荥、输、经、合五种穴位，分属于木、火、土、金、水，临床上即可根据不同病情，运用五行生克规律进行选穴针刺治疗。

3）五行中的生克关系，对于精神疗法亦有一定的指导意义：精神疗法主要用于情志疾病。情志生于五脏，五脏之间有着生克关系，所以情志之间也存在这种关系。由于在生理上人的情态变化有着相互抑制的作用，在病理上和内脏有密切关系，故在临床上可以用情志的相互制约关系来达到治疗的目的。如"怒伤肝，悲胜怒……喜伤心，恐胜喜……思伤脾，怒胜思……忧伤肺，喜胜忧……恐伤肾，思胜恐"。例如，悲为肺志，属金；怒为肝志，属木。金能克木，所以悲胜怒。

第三节 藏 象

一、藏象的基本概念

藏象，"藏"，是指隐藏于人体内的脏腑器官。"象"，一指脏腑的解剖形态；二指脏腑的生理病理表现于外的征象。藏象是人体内在脏腑的生理活动和病理变化反映于外的征象。

藏象学说的形成主要基于三个方面：一是古代解剖知识；二是长期以来对人体生理、病理现象的观察；三是反复的医疗实践，从病理现象和治疗效应来分析、反证机体的某些生理功能。是中医学理论体系中的核心内容。

★二、脏腑的分类和功能特点

脏腑分为五脏、六腑、奇恒之腑三类。①五脏包括心、肺、脾、肝、肾，加上心包络又称六脏，属于实体性器官，具有"藏精气"，即生化和贮藏气血、津液、精气等精微物质，主持复杂生命活动的共同生理功能。②六腑包括胆、胃、大肠、小肠、膀胱、三焦，功能是"传化物"，即受纳腐熟水谷，传化和排泄糟粕，主要是对饮食物起消化、吸收、输送、排泄的作用，属于管腔性器官。③奇恒之腑包括脑、髓、骨、脉、胆、女子胞，形多中空，与腑相近，内藏精气，又类于脏，似脏非脏，似腑非腑，故称之为"奇恒之腑"。

★三、五脏的主要生理功能

（一）心

1. 主血脉　①主血即心气推动血液运行，以输送营养物质于全身脏腑形体官窍以及生血的作用。②主脉即指心气推动和调节心脏的搏动和脉管的舒缩，使脉道通利，血流通畅。

2. 主神志　①主管思维、意识、精神。②心神是人体生命活动的主宰。

血是神的物质基础,神是血的功能表现,血旺则神旺,血虚则神萎。

3. 在志为喜,在液为汗,在体合脉、其华在面,开窍于舌。

(二)肺

1. 主气,司呼吸　①主呼吸之气,即吸入自然界的清气,呼出体内的浊气,实现体内外气体交换的功能。②肺主一身之气,即参与气的生成和调节气机的作用。

2. 主宣发肃降　①肺主宣发即指肺气向上升宣和向外布散的功能。体现在三个方面:一是呼出体内的浊气;二是将脾所转输的津液和水谷精微布散到全身;三是宣发卫气。②肺主肃降即指肺气清肃、下降的功能。体现在三个方面:一是吸入清气,参与气的生成;二是将吸入之清气、津液和水谷精微布散于全身;三是肃清肺和呼吸道内的异物,以维持呼吸道的洁净。

3. 主通调水道　指肺对体内的水液代谢起着疏通和调节的作用。①通过宣发,呼出水汽,开合汗孔,调节汗液的排泄。②通过肃降,将代谢后的水液向下输送至肾与膀胱。

4. 朝百脉,主治节　朝百脉是指全身的血液都通过血脉汇聚于肺,肺主一身之气,贯通百脉,调节全身的气机,协助心脏主持血液循行;主治节,是对肺的主要生理功能的高度概括。包括司呼吸;治理和调节着全身的气机;朝百脉,通调水道。

5. 在志为忧(悲),在液为涕,在体合皮、其华在毛,开窍于鼻。

(三)脾

1. 主运化　指脾具有将水谷化为精微,并将精微物质转输至全身各脏腑组织的功能。①运化水谷即使水谷化为水谷精微,并将其转输至心肺,化为气血等重要生命物质。②运化水湿即指脾对水液的吸收和转输,调节人体水液代谢的作用。脾的生理特点之一是"喜燥而恶湿"。

2. 主升清　①脾将水谷精微、津液等营养物质吸收并上输于心、肺。②维持人体内脏位置相对恒定的作用。

3. 主统血　具有统摄血液,使血液在脉中正常运行而不致溢出脉外的功能。

4. 在志为思,在液为涎,在体合肌肉、主四肢、其华在唇,开窍为口。

（四）肝

1. 主疏泄　是指肝具有疏通气道，使全身气机通畅无阻的作用。①调畅气机。②调节情志。③促进消化吸收：一是协调脾胃的气机升降；二是分泌、排泄胆汁，促进消化。

此外还具有促进血液的运行和津液的输布代谢、女子的排卵与月经来潮、男子的排精等作用。

2. 主藏血　指肝脏具有贮藏血液、防止出血和调节血量的功能。

3. 在志为怒，在液为泪，在体合筋、其华在爪，开窍为目。

（五）肾

1. 主藏精，主生长、发育和生殖　是指肾具有贮存、封藏人体精气的作用。精，又称精气，包括先天之精和后天之精。先天之精，是指来源于父母的生殖之精，是构成胚胎发育的原始物质，是生命的本源；后天之精，指来源于脾胃运化的水谷之精，具有营养各脏腑组织，维持人体生命活动的作用，剩余部分藏之于肾。

肾阴：又称元阴、真阴，为人体阴液的根本，对机体各脏腑组织起着滋养、濡润的作用。

肾阳：又称元阳、真阳，为人体阳气的根本，对机体各脏腑组织起着推动、温煦作用。

2. 主水　是指肾有主持和调节人体水液代谢的功能。①肾阳对代谢后的水液蒸腾气化，清者再吸收，重新利用；浊者携带糟粕浓缩为尿液，下输膀胱。②肾的开阖作用，使尿液定时从尿道排出体外。

3. 主纳气　是指肾助肺吸气，维持吸气深度而调节呼吸的作用。

4. 在志为恐，在液为唾，主骨、生髓、通脑、其华在发，开窍于耳及二阴；此外，"齿为骨之余"，"发为血之余"。

四、六腑的主要生理功能

（一）胆

1. 胆主决断　在精神、意识、思维活动过程中，胆具有判断事物、作出决定的作用。

2. 贮藏和排泄胆汁　胆汁由肝脏形成和分泌，然后进入胆腑贮藏；在进食时，通过肝的疏泄作用而入于小肠，以促进饮食物的消化。

（二）胃

1. 主受纳、腐熟水谷　有"太仓"、"水谷之海"之称。"人以胃气为本"，胃气强则五脏俱盛，胃气弱则五脏俱衰。胃接受和容纳饮食水谷，经过胃的初步消化形成食糜。胃气即指脾胃肠对饮食水谷的消化吸收功能。脾胃密切合作，能使水谷化为精微，以化生气血津液，供养全身，故脾胃合称为后天之本，气血生化之源。

2. 主降浊　胃的降浊，主要体现于饮食物的消化和糟粕的排泄过程中。

（三）小肠

1. 受盛化物　指小肠盛受由胃腑初步消化后的食糜并进行完全消化的作用。

2. 泌别清浊　指小肠将消化后的食糜分为精微和糟粕的过程，同时还吸收大量的水液，经肾脏的气化渗入膀胱，形成尿液排出体外，故说"小肠主液"。

（四）大肠

大肠传化糟粕。指大肠接受小肠下移的饮食残渣，吸收部分水液，使之形成粪便，经肛门排出体外的作用。

（五）膀胱

1. 贮存尿液　水液被人体利用之后，通过肺的肃降、小肠分清别浊，将糟粕中的水分渗入膀胱。

2. 排泄小便　尿液贮存于膀胱，达到一定容量时，通过肾的气化作用，及时地排出体外。

（六）三焦

1. 从部位上来说，膈以上为上焦，包括心与肺；横膈以下到脐为中焦，包括脾与胃；脐以下为下焦，包括肝、肾、大小肠、膀胱、女子胞等。

2. 三焦总的功能是通行元气，运行水液 "上焦如雾"指心肺宣发卫气，布散水谷精微和津液，营养滋润全身的作用；"中焦如沤"指脾胃运化腐熟水谷精微，化生气血的作用；"下焦如渎"是指肾、膀胱、大小肠等脏腑分别清浊，排泄废物的作用。

五、奇恒之腑的主要生理功能

奇恒之腑，是脑、髓、骨、脉、胆、女子胞六者的合称。形态上多中空，与腑相近，功能上内藏精气，又类于脏，似脏非脏，似腑非腑，故称之为"奇恒之腑"。

1. 脑 又名髓海，又称为元神之府，主要生理功能有主宰生命活动、主精神意识、主感觉运动。肾精充盈，则脑髓充满，故脑能正常发挥其各种功能。心藏神，肺藏魄，肝藏魂，脾藏意，肾藏志。"神虽分藏于五脏，但总由脑所主的元神和心所主的识神来调节和控制。

2. 女子胞 又称胞宫、子宫、子脏等，主持月经和孕育胎儿，与肾和冲脉、任脉的关系最为密切，此外，女子胞与心、肝、脾亦有密切关系。

六、脏腑之间的关系

（一）脏与脏的关系

五脏之间的关系早已超越了五行生克乘侮的范围，所以必须从各脏的生理功能来阐释其相互之间的关系。

1. 心与肺 是以气和血关系为主。在病理上，肺的宣肃功能失调，可影响心主行血的功能，而致血液运行失常，出现胸闷胸痛、心率改变、唇青舌紫等；反之，心的功能失调，导致血行异常时，也会影响肺的宣发和肃降，从而出现咳嗽、气促、喘息等。

2. 心与脾 主要是主血与生血、行血与统血的关系，表现在血的生成和运行，以及心血养神与脾主运化方面的关系。在病理上主要表现在血液的生成和运行功能失调，以及运化无权和心神不安等，出现心悸、失眠、多梦、腹胀、食少、体倦、面色无华等心脾两虚之证等。

3. 心与肝　主要表现在血液正常运行和保持精神、意识和思维活动正常方面的关系。肝不藏血或心行血的功能异常，均可致血的运行失常，导致出血，出现心肝血虚，而见面色萎黄，眼目昏花，视物不清，爪甲不润或有凹凸、心悸、头晕等。

4. 心与肾　相互依存，相互制约的关系称之为心肾相交，又称水火相济。病理状态为心肾不交。精血之间的相互资生为心肾相交奠定了物质基础。

5. 肺与脾　肺主气，脾为气血生化之源；肺主行水，脾能运化水湿，肺脾配合，才能保证人体气的生成充足，津液代谢正常。故脾气虚会导致肺气不足，即"土不生金"。脾失健运致水液内停成为痰饮，从而影响肺的宣发和肃降，出现咳、喘、痰，故"脾为生痰之源，肺为贮痰之器"。

6. 肺与肝　主要体现在气机升降方面的关系。肝升太过或肺降不及，多致气火上逆，出现咳嗽，甚至咯血等；肺失清肃，燥热内盛，亦可影响肝的疏泄，在咳嗽的同时，出现胸胁胀痛，头晕头痛，面红目赤等。

7. 肺与肾　为金水相生，主要表现在水液代谢和呼吸运动两个方面的关系。肺失宣肃，通调水道失职，累及于肾，至尿少，甚则水肿。肾阳不足，关门不利，则水泛为肿，甚则咳逆倚息不得平卧。肾气不足，摄纳无权，或肺气久虚，久病及肾，均可致肾不纳气，出现呼吸表浅等。

8. 肝与脾　主要表现为疏泄与运化、藏血与统血之间的相互关系。肝失疏泄，无以助脾之升散，出现精神抑郁，胸胁胀满，腹胀腹痛，泄泻便溏等。脾气虚，运化无力，气血生化不足，或脾不统血，必然会致肝血不足。

9. 肝与肾　两者关系称之为肝肾同源、精血同源。另外，肝主疏泄，肾主闭藏，藏与泄相互制约，相反相成，则女子月经来潮和男子泄精功能正常。

10. 脾与肾　为先、后天相互资生，相互促进的关系；在水液代谢方面关系密切。"脾阳根于肾阳"；肾中精气亦有赖于水谷精微的培育和补养，才能不断充盈和成熟。若肾阳不足，不能温煦脾阳，致脾阳虚亏，出现腹部冷痛，下利清谷，或五更泄，水肿等症。

（二）腑与腑的关系

六腑传化水谷，需要不断地受纳、排空，虚实更替，六腑之间必须相互协调，才能维持其正常的"实而不满"，升降出入的生理状态。故有"六腑以通为用"的说法。

（三）脏与腑的关系

脏腑之间相互关系主要是阴阳、表里相互配合的关系。

1. **心与小肠** 生理上，心火下移于小肠，则小肠受盛化物，分别清浊的功能得以正常地进行。小肠在分别清浊过程中，将清者吸收，通过脾气升清而上输心肺，化赤为血，使心血不断地得到补充。病理上，心与小肠相互影响，心火下移小肠，可尿少、尿热赤、尿痛等症。小肠循经上炎于心，可心烦、舌赤、口舌生疮，心为脏，故属阴，小肠为腑，故属阳。

2. **肺与大肠** 主要表现在传导和呼吸方面。若大肠实热，传导不畅，腑气阻滞，可影响肺的宣肃，而产生胸满、喘咳等症；若肺气壅塞、肺气不降，津不下达，可见腑气不通、肠燥便秘等症。

3. **脾与胃** 主要表现在纳与运、升与降、燥与湿几个方面。其一，"脾胃为后天之本"；其二，胃主降浊，脾主升清，脾胃居中，为气机上下升降之枢纽；其三，胃属燥土，喜润，脾属湿土，脾喜燥，湿燥相济，阴阳相合，完成对饮食物的消化。若脾为湿困，清气不升，则导致胃失和降，出现食少、呕吐、恶心、脘腹胀满等。食滞胃脘，胃失和降，亦可影响脾的升清与运化，可出现腹胀、泄泻等。

4. **肝与胆** 主要表现在消化功能和精神情志活动方面。肝胆共同合作使胆汁疏泄到肠道，以帮助脾胃消化食物。两者相互配合，人的精神情志正常，遇事能作出决断。若肝胆气滞，或胆郁痰扰，均可导致情志抑郁、惊慌、胆怯等症。

5. **肾与膀胱** 主要表现在小便的生成、贮存和排泄上。肾气充足，膀胱开合有度，则尿液能够正常地贮存和排泄。共同维持体内水液代谢。病理上主要表现在水液代谢以及膀胱的贮尿和排尿功能失调方面。如肾阳虚衰，气化无权，影响膀胱气化，则出现小便不利、癃闭、尿频尿多、小便失禁等。

第四节　气　血　津　液

气、血、津液是构成人体和维持人体生命活动的基本物质。它们由脏腑功能活动所化成，又是脏腑、形体、官窍等组织器官进行生理活动的物质基础。

精（气）是构成人体和维持人体生命活动的精微物质。广义之精，包括气、血、津液和从饮食物中摄取的水谷精微等。狭义的精，特指藏之于肾的先天之精和后天之精。

一、气

1. 气的含义　气是构成世界的基本物质，宇宙万物都是由气的运动变化而产生的。就人体生命而言，①气是构成人体和维持生命活动的最基本物质。②气是各脏腑经络的功能活动。

2. 气的生成　气是由先天之精气、水谷之精气和自然界的清气三者结合而成。

3. 气的运动　称作"气机"，其基本形式是升、降、出、入。若气的升降出入运动平衡失调，则是"气机失调"的病理状态。气机失调有多种表现形式，如"气滞"、"气逆"、"气陷"、"气脱"、"气结"或"气郁"，甚则为"气闭"等。气机失调表现在脏腑上，常见的有：肺失宣降、脾气下陷、胃气上逆、肾不纳气、肝气郁结、肝气上逆、心肾不交等。

*4. 气的生理功能　①推动作用。②温煦作用。③防御作用。④固摄作用。⑤气化作用。⑥营养作用。

5. 气的分类　①元气。②宗气。③营气。④卫气。

二、血

1. 血的概念　即血液，在脉中循环流动，运载精气，营养全身，是构成人体和维持人体生命活动的基本物质之一。又称营血。

2. 血的生成　营气和津液为生成血液的物质基础，精髓也是化生血液的基本物质。

3. 血的运行　血液循行于脉中，沿脉管流布于全身各处，必须具备三个条件：一是血液要充盈；二是脉管系统的完整而通畅；三是全身脏腑发挥正常生理功能，特别是于心、肺、肝、脾四脏的关系尤为密切。

4. 血的生理功能　①营养滋润全身。②神志活动的物质基础。

三、津　液

*1. 津液是人体内一切正常水液的总称。

2. 津液的生成　津与液都来源于饮食水谷，通过脾胃、大小肠的消化，吸收饮食中的水分和营养而生成。一般认为，质地清稀，流动性大，渗透于皮肤、肌肉和孔窍等部位，并渗入血脉，起滋润作用的称津；质地较稠厚，流动性较小，灌注于关节、脏腑、脑、髓等组织器官，起濡养、润滑作用的称液。津与液同属于水液，两者相互转化，故津液并称。

3. 津液的代谢　主要靠脾、肺、肾、肝和三焦等脏腑功能的协调配合完成，包括脾气散精、肺主行水、肾主水液、肝主疏泄、三焦决渎等。

4. 津液的排泄　主要依赖于肺、脾、肾等脏腑的综合作用，以汗、呼气、尿粪等形式完成。

5. 津液的功能　滋润濡养、化生血液、运载全身之气、调节机体的阴阳平衡、排泄代谢产物。

四、气、血、津液的相互关系

1. 气与血的关系　可概括为"气为血之帅"，即气能生血、气能行血、气能摄血；"血为气之母"，即血能生气、血能载气。

2. 气与津液的关系　气能生津、气能行津、气能摄津，津能载气。

3. 血与津液的关系　脉中的血液，渗于脉外便化为有濡润作用的津液；津液不断地渗入孙络，成为血液的组成成分，所以有"津血同源"之说。

第五节　经　络

一、经络学概述

1. 经络的概念　经络是人体运行气血，联络脏腑肢节，沟通内外上下，调节人体平衡的特殊通道。是经脉和络脉的总称。由于经络的相互贯通，把人体的五脏六腑、肢体官窍及皮肉筋骨等组织紧密地联结成统一的有机整体。

*2. 经络系统的组成　①经脉包括十二经脉、奇经八脉、十二经别。②络脉包括十五别络、浮络、孙络。③连属部分包括十二经筋、十二皮部。

3. 经络的生理功能　经络具有沟通表里上下，联络脏腑器官；通行气血，濡养脏腑组织；感应传导及调节脏腑平衡等作用。

（1）沟通联络作用：人体以五脏为中心，通过经络的沟通，联络六腑、四肢筋骨、五官九窍等组织器官，构成一个有机的整体。

（2）通行气血作用：经络是气血运行的通道，气血通过经络的输布，才能运行周身，以营养各脏腑、组织和器官，维持人体的正常生命活动。

（3）感应传导作用：指经络具有感应刺激和传导信息的作用。当针刺、推拿穴位时，刺激通过经络的传导，内传脏腑，可调整脏腑的功能。体内的生理功能和病理变化，又可通过经络反应于体表。

（4）调节机能平衡作用：经络能调节气血阴阳，使人体的机能活动保持协调平衡。

二、十二经脉

1. 十二经脉的命名即是结合了阴阳、手足及脏腑等三方面要素而命名的。如手太阴肺经。

2. 十二经脉左右对称地分布于头面、躯干和四肢，纵贯全身。与六脏相配属的六条阴经（六阴经），分布于四肢内侧和胸腹，上肢内侧（指屈侧）为手三阴经，下肢内侧为足三阴经；与六腑相配属的六条阳经（六阳经），分布于四肢外侧和头面、躯干，上肢外侧为手三阳经，下肢外侧为足三阳经。

3. 十二经脉在体内与脏腑相连属，其中阴经属脏络腑，阳经属腑络脏，一脏配一腑，一阴配一阳，形成了脏腑阴阳表里络属关系。如手太阴肺经与手阳明大肠经相表里。

4. 十二经脉按照一定的循行走向，手三阴经均起于胸中，从胸腔走向手指末端，交手三阳经；手三阳经均起于手指，从手指末端走向头面部，交足三阳经；足三阳经均起于头面部，从头面部走向足趾末端，交足三阴经；足三阴经均起于足趾，从足趾走向腹腔、胸腔（并继续延伸至头部），在胸部各与手三阴经交会。

相互联系所体现的交接规律大致为：相为表里的阴经与阳经在四肢部交接，如手太阴肺经在示指端与手阳明大肠经交接；同名的手、足阳经在头面部相接，如手阳明大肠经和足阳明胃经交接于鼻旁；手足阴经在胸部交接，如足太阴脾经与手少阴心经交接于心中。

5. 十二经脉气血源于中焦。气血的运行，有赖于肺气的输送，因此十二经脉气血流注自手太阴肺经开始，由肺经逐经相传，形成周而复始、如环无端的流注系统，将气血周流全身，营养和维持各组织器官的功能活动。

流注次序是：气血流注始于手太阴肺经，然后交手阳明大肠经，再交足阳明胃经、足太阴脾经、继交手少阴心经、手太阳小肠经、足太阳膀胱经、足少阴肾经、手厥阴心包经、手少阳三焦经、足少阳胆经、足厥阴肝经，自肝经上注于肺，再返回至肺经，重新再循环，周而复始。

三、奇经八脉

*1. 概念　又称"奇经"，是指在十二经脉之外"别道而行"的八条经脉而言，包括督脉、任脉、冲脉、带脉、阴跷、阳跷、阴维、阳维在内。

2. 走向和分布　不像十二经脉那样规则。除督脉外，其他几条经同脏腑无直接络属关系，但与奇恒之腑和部分脏腑有一定的联系，无表里相配之关系。

3. 生理作用　进一步密切了十二经脉之间的联系，调节十二经脉之气血，与肝、肾等脏及脑髓、女子胞等奇恒之腑关系密切。

如督脉，起于胞中，下出会阴，沿脊柱里面上行，至项后风府穴处进入颅内，络脑，能总督一身之阳经，故又称为"阳脉之海"；任脉起于胞中，下出会阴，经阴阜，沿腹部和胸部正中线上行，能总任一身之阴经，故又称"阴脉之海"；冲脉起于小腹内肾下胞中，下出于会阴部，向上行于脊柱之内，能调节十二经气血，促进生殖之功能，并同妇女的月经有着密切的联系等。

第六节　病因病机

一、病　因

掌握常见的病因及病因的形成过程，熟悉病因学说是研究各种致病因素的概念、形成、性质、致病特点及其所致病症临床表现的理论。

1. 病因的概念

（1）凡能导致疾病发生的原因，即是病因。

（2）辨证求因（审症求因）是以疾病的临床表现为依据，通过分析疾病的症状、体征来推求病因。是中医探求病因的主要方法，也是中医病因学的主要特点。

*2. 六淫　即风、寒、暑、湿、燥、火（热）六种外感病邪的统称。淫，有太过和浸淫之意。六淫的共同致病特点表现为季节性、外感性、地域性、相兼性。

（1）风邪：①风邪的基本概念：凡致病中具有善动不居、轻扬开泄等特性的外邪，称为风邪。②风邪的性质和致病特点：风为阳邪，轻扬开泄，易袭阳位；风性善行而数变；风性主动；风为百病之长。

（2）寒邪：①寒邪的基本概念：自然界中具有寒冷、凝结、收引等特性的外邪，称为寒邪。一是外寒即寒邪侵入所致病症，称为外寒病症；二是伤寒即寒邪伤于肌表，郁遏卫阳，称为"伤寒"；三是中寒即寒邪直中于里，伤及脏腑阳气，称为"中寒"。②寒邪的性质和致病特点：寒为阴邪，易伤阳气；寒性凝滞；寒性收引。

（3）湿邪：①湿邪的基本概念：自然界中具有重浊、黏滞、趋下特性的外邪称为湿邪。②湿邪的性质和致病特点：湿为阴邪，易阻滞气机，损伤阳气；湿性重浊；湿性黏滞；湿性趋下，易袭阴位。

（4）燥邪：①燥邪的基本概念：凡自然界具有干燥、收敛等特性的外邪，称为燥邪。②燥邪的性质和致病特点：燥性干涩，易伤津液；易伤肺阴。

（5）火邪：①火邪的基本概念：凡自然界中具有炎热、升腾等特性的外邪，称为热邪。②火邪的性质和致病特点：火热为阳邪，其性趋上；火热易扰心神；火热易伤津耗气；火热易生风动血；火邪易致疮痈。

（6）暑邪：①暑邪的基本概念：凡夏至以后，立秋之前，致病具有炎热、升散、兼湿特性的外邪，称为暑邪。②暑邪的性质和致病特点：炎热、升散、多夹湿、具有明显季节性。

3. 疠气　是一类具有强烈致病性和传染性的外感病邪。

（1）疠气的致病特点：①发病急骤，病情危笃。②传染性强，易于流行。③一气一病，症状相似。

（2）影响疠气产生的因素：①气候因素：自然气候的反常变化，如久旱、酷热、洪涝、湿雾瘴气、地震等。②环境因素：环境卫生不良，如水源、空气污染、食物污染等。③预防措施不当：若预防隔离工作不力，也往往会使疫病发生或流行。④社会因素：若战乱不停，社会动荡，工作环境恶劣，生活极度贫困，则疫病不断发生和流行。

4. 七情内伤

七情内伤，是引起脏腑精气功能紊乱而致疾病发生或诱发的一种致病因素。七情内伤致病因其直接伤及内脏精气，故可导致多种情志病和身心疾病。

（1）七情的基本概念：七情，即喜、怒、忧、思、悲、恐、惊七种正常的情绪活动，是人体的生理和心理活动对外界刺激的不同反应，属人人皆有的情绪体验，一般情况下不会导致或诱发疾病。

（2）七情与内脏精气的关系：一方面，情志活动由脏腑精气应答外在环境因素的作用时所产生，脏腑精气是内脏活动产生的内在生理学基础；另一方面，外在环境的变化过于强烈，情志过激或持续不解，又可导致脏腑阴阳的功能失常，气血运行失调。

*（3）七情内伤的致病特点：①直接伤及内脏。②影响脏腑气机。③多发为情志病症。④七情变化影响病情。

5. 饮食失宜　①饮食不节。②饮食不洁。③饮食偏嗜。④五味偏嗜。⑤食类偏嗜。

6. 劳逸失度

（1）劳力过度：耗气（脾肺之气）、形体损伤。

（2）劳神过度：耗伤心血、损伤心神、损伤脾气、脾失健运。

（3）房劳过度：腰膝酸软、眩晕耳鸣、精神委靡、性机能减退。

（4）过逸：安逸少动、气机不畅、阳气不振，正气虚弱、长期用脑过少，加之阳气不振而致神气衰弱。

7. 病理产物

（1）痰饮：是机体水液代谢障碍所形成的病理产物。一般以较稠浊的称为"痰"，清稀的称为"饮"。

（2）瘀血：是血液停积体内形成的病理产物。又称"恶血"、"衃血"、"蓄血"、"败血"、"污血"等。

★二、病　机

病机，是指疾病发生、发展与转归的机制。任何疾病的发生、发展与转归，都与患者的体质和致病邪气的性质，以及感邪的轻重等密切相关。因此，尽管疾病的种类繁多，其临床表现又错综复杂，且各种疾病都有其各自的病机，但从整体来讲，不外邪正盛衰、阴阳失调、气血津液失常等基本病机。

1. 邪正盛衰　正即是"正气"，是指人体正常的机能活动、抗病能力和康复能力；邪即"邪气"，泛指各种致病因素。中医学认为，疾病的发生和变化，虽然复杂多样，但归结起来，都是在一定条件下邪正斗争的反映。

（1）邪正盛衰与发病

1）正气不足是疾病发生的内在根据。《素问·遗篇·刺法论》说："正气存内，邪不可干。"强调正气充足，卫外固密，则病邪难以侵犯人体，疾病无从发生。只有在人体正气相对虚弱，卫外不固，抗御病邪的能力下降时，邪气才可乘虚而入，致使人体阴阳失调，脏腑经络功能障碍，气血津液功能紊乱，才能发生疾病。

2）邪气是疾病发生的重要条件。中医学一方面重视正气在发病过程中的主导作用；另一方面也不排除邪气在此过程中的重要作用。邪气是发病的必要条件，在某些特殊的情况下，甚至可能起主导作用。《温疫论·原病》中即明确指出："疫者，感天地之疠气……此气之来，无论老少强弱，触之者即病，邪从口鼻而入。"由此说明，邪气是导致疾病发生的重要条件。

3）正邪斗争的胜负决定发病与否。邪气侵袭人体，正气即起抗邪。两者相争，若正气强盛，胜于邪气，正胜邪负，则病邪难以侵入，或侵入后被及时祛除，没有造成病理损害，则机体不发病；若邪气偏胜，正气相对不足，邪胜正负，致使脏腑、经络功能失常，则可导致疾病的发生。

（2）邪正盛衰与疾病转归：在疾病的发生、发展过程中，邪正的消长盛衰不是固定不变的，而是不断发生变化的，并且这种盛衰变化，对于疾病的发展趋势及其转归起着至关重要的决定性作用。

1）正胜邪退，疾病向好转和痊愈方面转归。

2）正邪相持，多见于疾病中期，疾病缠绵迁延。

3）邪胜正衰，疾病病情加重，向恶化甚至死亡方面转归。

4）正虚邪恋，多见疾病后期。许多疾病由急性转为慢性，或留下某些后遗症，或慢性病持久不愈，主要是正气大虚，余邪未尽，正气难复致使疾病处于缠绵难愈的状态。

5）邪去正虚，多见于重病的恢复期。即病邪对机体的作用已经消失，但在疾病过程中正气因被耗损而虚弱，致使机体处于各项功能有待恢复的状态。

（3）邪正盛衰与病证的虚实病机：中医认为疾病的过程，实质就是邪正斗争及其盛衰变化的过程。正如《素问·通评虚实论》中说："邪气盛则实，精气夺则虚。"

1）实的病机：主要指邪气亢盛，而机体的正气也未衰，能积极与邪相搏，正邪斗争剧烈，反应明显的一种病理表现。在临床上表现出一系列病理性反应比较剧烈、有余的证候，即称为"实证"。如体质壮实、精神亢奋、壮热烦躁、声高气粗、腹痛拒按、二便不通、脉实有力等，都属于实证的表现。

2）虚的病机：主要指正气不足，机体的抗病能力低下，与邪气相争难以表现出比较剧烈的病理反应的一种病理表现。临床所见是一系列虚损不足的证候，即称为"虚证"。如神疲体倦、面容憔悴、声低气微、心悸气短、自汗、盗汗，或五心烦热，或畏寒肢冷，脉虚无力等，都属于正虚的临床表现。

2.阴阳失调　所谓阴阳失调，是指机体在疾病的发生发展过程中，由于各种致病因素的影响，导致机体的阴阳消长失去相对的平衡，从而形成阴阳的偏盛、偏衰、互损等一系列病理变化。

在正常情况下，阴阳之间相互制约、相互转化，既对立又统一，维持着动态的平衡，这是人体进行正常生命活动的基本条件。一旦病邪作用于机体，致使机体阴阳失衡，则疾病产生。因此，阴阳失调是疾病病机的总概括，各种疾病的发生都可以归结为阴阳的偏胜偏衰等。

（1）阴阳偏盛：指人体阴阳双方中某一方的病理性亢盛状态，主要见于"邪气盛则实"的实证。阳偏盛的病机特点是阳邪偏盛，阴相对不衰，为病属热、属实；阴偏盛的病机特点是阴邪偏盛，阳相对不衰，为病属寒、属实。

1）阳偏盛：指机体在疾病过程中，所出现的一种阳气病理性偏盛，脏腑、经络功能亢进，机体反应性增强，热量过剩的病理状态。多是由于感受温热阳邪，或感受阴邪从阳化热，或情志内伤，五志过极而化火；或因气滞、血瘀、痰浊、食积等郁久化热所致。

2）阴偏盛：指机体在疾病过程中，所出现的一种阴气偏盛，功能障碍或减退，产热不足，以及病理性代谢产物积聚的病理状态。多由感受寒湿阴邪，或过食生冷、寒湿中阻等，阳不制阴而致阴寒内盛。

（2）阴阳偏衰：指人体阴阳双方中的一方虚衰不足的病理状态，主要见于"精气夺则虚"的虚证。"精气夺则虚"是指机体的精、气、血、津液等基本物质的不足及其生理功能的减退，同时也包括了脏腑、经络等生理功能的减退和失调等。

1）阳偏衰：即是阳虚，是指机体阳气虚损，功能减退或衰弱，机体反应性低下，热量不足的病理状态。多是由于先天禀赋不足，或后天饮食失养和劳倦内伤，或久病损伤阳气所致。阳气不足，一般以脾肾之阳虚为主。

2）阴偏衰：即是阴虚，是指机体精、血、津液等物质亏耗，以及阴不制阳，导致阳相对亢盛，功能虚性亢奋的病理状态。多由于阳邪伤阴，或因五志过极、化火伤阴，或因久病耗伤阴液所致。阴液不足，一般以肝肾之阴虚为主。

（3）阴阳互损：即在阴或阳任何一方虚损的前提下，随着病变发展，都会影响到相对的一方，最终形成"阴阳俱损"的病机。即由于阳偏衰而致"阳损及阴"，或由于阴偏衰导致"阴损及阳"，最终都会发展成为阴阳两虚的病理状态。

3.气血津液失常　在疾病过程中，由于邪正盛衰或脏腑功能的失调，导致气血津液的不足、运行失常，以及相互之间关系失调的病理变化称为气血津液失常。

*（1）气的失常：指由于气的生成不足或耗散太过，气的运行失常及气的生理功能减退所导致的病理变化，包括气虚和气机失常两类。

1）气虚：指元气耗损，功能失调，脏腑功能衰退，抗病能力下降的病理变化。多是由于先天禀赋不足，或后天失养，或肺脾肾的功能失调而致气的生成不足；也可因劳倦内伤，久病迁延等而致。

2）气机失常：亦称气机失调，指气的升降出入失调而引起的气滞、气逆、气陷、气闭和气脱等病理变化。人体脏腑、经络、气血、阴阳等的功能活动，无不依赖于气的升降出入运动维持着相对的平衡。一旦气的升降出入异常，即可影响脏腑、经络、气血、阴阳等各方面功能的协调平衡，导致多种病变产生。

①气滞：即是指气的流通不畅，郁而不通，导致脏腑、经络功能障碍的

病理状态。

②气逆：是指气的上升太过强或下降不及，而致脏腑之气逆上的病理状态。

③气陷：是指气的上升不足或下降过强，以气虚升举无力为特征的一种病理状态。

④气闭：是指脏腑、经络气机闭阻不通，气的外出严重障碍的一种病理状态。

⑤气脱：是指气不内守而大量外脱，以致功能突然衰竭的一种病理状态。

（2）血的失常：主要包括两个方面，一是血虚，濡养功能减退；二是血的运行失常。

1）血虚：是指血液不足，濡养功能减退的一种病理变化。其形成的原因主要是失血过多，生成不足，或久病不愈、慢性消耗过多等。

2）血的运行失常：是指在疾病过程中，由于某些病因的影响，导致脏腑（主要是心、肝、脾、肺）功能失调，致使血液运行不畅，或血液妄行，甚则血逸脉外而出血的病理变化。

①血瘀：是指血行不畅，或血液逸出脉外、成为离经之血的病理变化。多由气滞、气虚、血热、血寒，或跌闪外伤所致。

②血热疾行：是指在某些病因作用下，血热而运行加速的一种病理变化。多是由于邪热入血所致，也可由于情志郁结、五志过极化火而导致血热。在血热的情况下，血液运行加速，甚则灼伤脉络，迫血妄行；邪热又可煎熬血和津液。

③出血：是指血行不循常道，溢出脉外的一种病理变化。常见病因不外火热迫血妄行、气虚失摄和脉络损伤。

（3）津液的失常：是指津液的生成和排泄之间失去平衡，从而出现津液的生成不足、耗散和排泄过多，以致体内的津液不足，或是输布失常、排泄障碍，形成水液滞留、停积、泛滥等病理变化。

1）津液不足：是指津液数量亏少，导致内在脏腑，外在孔窍、皮毛，失其濡润滋养的作用，而产生一系列干燥失润的病理状态。

2）津液的输布与排泄失常：津液的输布障碍，是指津液得不到正常的输布，导致津液在体内环流迟缓，或在体内某一局部发生滞留，因而津液不化，水湿内生或酿痰成饮的一种病理变化。津液的排泄障碍，主要是指津液转化为汗液和尿液的功能减退，而致水液潴留、上下溢于肌肤而为水肿的一种病理变化。主要是由于肺和肾的功能减弱所致，但其中肾的蒸腾气化功能减退是关键所在。

【模拟试题测试，提升应试能力】

一、名词解释

1.阴阳失调 2.五味 3.阴偏盛 4.热者寒之 5.金乘木 6.比类取象 7.反侮 8.后天之精 9.神 10.心肾相交 11.藏象 12.脾统血 13.肾阳 14.肺朝百脉 15.肝藏血 16.气 17.气化 18.温煦 19.气机不畅 20.津液 21.经络 22.经络学说 23.十二经脉 24.奇经八脉 25.经别 26.病因 27.六淫 28.伤寒 29.七情内伤 30.瘀血

二、填空题

1.阴阳学说的基本内容有_____、_____、_____、_____四方面。

2.用阴阳来说明人体的组织结构：人体的上部属_____，下部属_____；体表属_____，体内属_____；外侧属_____，内侧属_____；五脏属_____，六腑属_____。

3.用阴阳学说确定疾病的治则，寒性病用_____性药，热性病用_____性药，虚证用_____药，实证用_____药。

4.用阴阳学说说明病理变化，"阴胜则_____病，阳胜则_____病，阳胜则_____，阴胜则_____"。

5.阴阳之间以对方的存在作为自身存在的条件，称为_____。

6.五行相生的次序是_____、_____、_____、_____、_____。

7.五行相克的次序是_____、_____、_____、_____、_____。

8.肝在志为怒，心在志为_____，脾在志为_____，肺在志为_____，肾在志为_____。

9.肝旺脾虚引起的腹泻，治疗用抑_____扶_____法。

10.肺气虚的患者，用健脾补气法治疗，这种治疗方法则按五行称为_____。

11. 肾病影响到肝，按五行称为_____。

12. "母子相及"的疾病传变包括_____和_____两个方面。

13. 五行之间生中有克，克中有生，相互生化、相互制约的关系称为_____。

14. 实则泻其子，主要适用于_____；虚则补其母，主要适用于_____。

15. 按五行归类，肝属_____，脾属_____，夏属_____，思属_____，白属_____。

16. 六腑生理功能可概括为_____。

17. 有"华盖"、"娇脏"和"相傅之官"称谓的脏是_____。

18. 肺主宣发的生理功能主要体现在三方面：呼出浊气、_____、_____。

19. 肺在体_____，其华在毛。

20. 脾的主要生理功能是_____、_____。

21. 肺的主要生理功能是_____、_____。

22. 脾主运化的主要作用有_____、_____。

23. _____为水谷之海，_____为髓之海。

24. 肝主疏泄功能失常，包括疏泄太过和_____。

25. 肾在体为_____，在窍为_____，在液为_____。

26. 肾中精气不足表现为小儿生长发育不良，五迟，_____；在成人常见_____。

27. 腰者，_____之府。

28. 三焦的生理功能是_____、_____。

29. 脾在体为_____、_____，在窍为_____，其华在_____。

30. 肾中精气的生理作用是_____、_____。

31. 胆的生理功能是_____、_____。

32. 气的生理功能有_____、_____、_____、_____。

33. 血液正常循行必须具备三个条件：一是血液要充盈；二是脉管系统的完整而通畅；三是全身脏腑发挥正常生理功能，特别是与_____、_____、_____、_____四脏的关系尤为密切。

34. 临床上每见血脱之危候，用大剂独参汤补气摄血而气充血止，即是

_____理论的具体运用。

35. 基于"津血同源"的理论，夺血者_____，夺汗者_____。

36. _____是神志活动的物质基础。

37. 宗气主要由_____、_____所组成。

38. 宗气的作用是_____、_____。

39. 气能生血：一是指_____；二是指_____。

40. 气为血之帅，即_____、_____、_____。

41. 气能摄血，实际就是_____的作用。

42. 阴阳五行学说、藏象学说、_____、病因学说等基础理论结合起来，才能比较完整地阐释人体的生理功能、病理变化，并指导诊断和确定疗法。

43. 经络是经脉和_____的总称。

44. 十二经脉气血流注从_____开始。

45. 十二经脉气血流注中，足少阴肾经下接_____经。

46. 手厥阴心包经与_____经相表里。

47. 称为"阳脉之海"的经脉是_____。

48. 具有约束纵行诸经作用的经脉是_____。

49. 十二经别都起自_____，能加强_____的联系，可弥补某些正经未循行到的器官与形体部位之不足。

50. 十五别络是十二经脉别络合躯干部的_____（布于身前）、_____（布于身后）及脾之大络（布于身侧）三支而成，能沟通表里两经并补充经脉循行分布的不足；躯干部三支还起着_____的作用。

51. 经筋是十二经脉之气"结、聚、散、络"于筋肉、关节的体系，能连缀四肢百骸、主司_____。全身皮肤是十二经脉功能活动反映于体表的部位，也是_____的散布所在。

52. 十二经脉气血源于_____。

53. 被冠以"十二经脉之海"、"五脏六腑之海"和"血海"的是_____。

54. 主肢体的运动、濡养眼目并司眼睑之开合的经脉是_____。

55. _____性干涩，_____性善行数变，_____性炎上。

56. 既是病理产物，又是致病因素的是指_____、_____、_____。
57. _____是中医学探求病因的最主要的方法。
58. 过劳是指_____、_____和_____。
59. 风痹又称_____，寒痹又称_____，湿痹又称_____。
60. 六淫传人的途径主要是_____或_____。
61. 饮食偏嗜包括_____、_____及偏嗜烟酒。

三、选择题

1. 属于阴中之阴的时间是
   A. 上午   B. 下午   C. 中午
   D. 后半夜   E. 前半夜

2. 下列不宜用阴阳的基本概念来概括的是
   A. 寒与热   B. 上与下   C. 动与静
   D. 书与笔   E. 水与火

3. 高热患者，大汗淋漓，突然体温下降，四肢厥冷，面色苍白，属于
   A. 阴阳对立   B. 阴阳平衡   C. 阴阳互根
   D. 阴阳消长   E. 阴阳转化

4. 阴阳通过消长保持动态平衡称为
   A. 阴平阳秘   B. 阴阳离决   C. 阴阳对立
   D. 阴阳转化   E. 阴阳互根

5. 阴阳具有无限可分性，心为
   A. 阳中之阳   B. 阳中之阴   C. 阴中之阳
   D. 阴中之阴   E. 阴中之至阴

6. 血能载气，气能生血，气与血的关系是
   A. 阴阳对立   B. 阴阳转化   C. 阴阳互根
   D. 阴阳消长   E. 阴阳离决

7. 发热，面红口渴，呼吸气粗，舌红苔黄，脉数的病症，属
   A. 阳证   B. 虚证   C. 阴证
   D. 寒证   E. 以上都不是

8. 脏为阴，腑为阳，脾位于腹中，为
   A. 阴中之至阴   B. 阳中之阴   C. 阴中之阴
   D. 阳中之阳   E. 阴中之阳

9. 阴阳的属性是

A. 绝对的　　　　　B. 不变的　　　　　C. 相对的

D. 量变的　　　　　E. 质变的

10. 药味属阳的是

A. 酸　　　　　　　B. 苦　　　　　　　C. 咸

D. 甘　　　　　　　E. 涩

11. "阴在内，阳之守也，阳在外，阴之使也"，说明了阴阳的

A. 对立性　　　　　B. 相互依存　　　　C. 阴阳转化

D. 阴阳消长　　　　E. 以上都不是

12. 阴阳之间的相互转化是

A. 有条件的　　　　B. 绝对的　　　　　C. 量变的

D. 必然的　　　　　E. 偶然的

13. 属于阳中之阳的时间是

A. 上午　　　　　　B. 下午　　　　　　C. 中午

D. 后半夜　　　　　E. 前半夜

14. 区别事物阴阳属性的"征兆"是

A. 上与下　　　　　B. 天与地　　　　　C. 水与火

D. 升与降　　　　　E. 左与右

15. "动极镇之以静"主要说明的阴阳关系是

A. 阴阳相互转化　　B. 阴阳互根互用　　C. 阴阳相互消长

D. 阴阳相互对立　　E. 阴阳相互为用

16. 五行"木"的特性是

A. 从革　　　　　　B. 炎上　　　　　　C. 润下

D. 曲直　　　　　　E. 稼穑

17. 不属于五行之"金"的是

A. 肺　　　　　　　B. 思　　　　　　　C. 皮毛

D. 大肠　　　　　　E. 鼻

18. "土"的特性是

A. 曲直　　　　　　B. 炎上　　　　　　C. 从革

D. 润下　　　　　　E. 稼穑

19. 属五行相克关系的是

A. 木火 B. 金水 C. 木土
D. 火土 E. 土金

20. 肝火犯肺属于
A. 相乘 B. 相侮 C. 相克
D. 子病及母 E. 母病及子

21. 据五行相克规律确定的治疗方法是
A. 滋水涵木法 B. 益火补土法 C. 培土制水法
D. 金水相生法 E. 培土生金

22. 按五行相生相克的规律，以下叙述错误的是
A. 木为水之子 B. 水为火之所不胜 C. 火为土之母
D. 金为木之所胜 E. 金能生水

23. 关于五行生克关系的叙述错误的是
A. 木生火 B. 土生金 C. 火生木
D. 金生水 E. 水生木

24. 在五脏间的关系中，肝木济心火，脾土助肺金，心火温脾土，属于
A. 相乘 B. 相生 C. 反侮
D. 相克 E. 以上都不是

25. 脾土制止肾水的泛滥，肾水抑制心火的亢烈，是属于五脏间的
A. 相生 B. 相乘 C. 反侮
D. 相互制约 E. 以上都不是

26. 五行中土的特性是
A. 生长、升发 B. 发热、向上 C. 承载、化生
D. 变革、肃杀 E. 滋润、向下

27. 以下属于五行之"木"行的是
A. 肺 B. 胆 C. 皮毛
D. 脾 E. 口

28. 以下不属于五行相生关系的是
A. 木火 B. 金水 C. 金木
D. 火土 E. 土金

29. "动极镇之以静"主要说明的阴阳关系是
A. 阴阳相互转化 B. 阴阳互根互用 C. 阴阳相互消长

D. 阴阳相互对立　　　　E. 阴阳相互为用

30. 五行中具有"润下"特性的是
   A. 水　　　　　　　　B. 火　　　　　　　　C. 木
   D. 金　　　　　　　　E. 土

31. 具有生化和贮藏精、气、血、津液功能的是
   A. 脏腑　　　　　　　B. 六腑　　　　　　　C. 奇恒之腑
   D. 五脏　　　　　　　E. 以上都不是

32. 在脏腑分类中，既属六腑，又属奇恒之腑的器官是
   A. 脑　　　　　　　　B. 髓　　　　　　　　C. 骨
   D. 脉　　　　　　　　E. 胆

33. 下列脏腑关系中，没有表里关系的是
   A. 心与小肠　　　　　B. 肺与三焦　　　　　C. 肝与胆
   D. 肾与膀胱　　　　　E. 脾与胃

34. 区分五脏、六腑、奇恒之腑的主要依据是
   A. 解剖形态　　　　　B. 分布部位　　　　　C. 功能特点
   D. 阴阳属性　　　　　E. 以上都不是

35. 属腑的是
   A. 心　　　　　　　　B. 脾　　　　　　　　C. 肝
   D. 胃　　　　　　　　E. 肾

36. "舌为心之苗"的含义是
   A. 心主血脉，舌部血脉极为丰富
   B. 舌者，音声之机也
   C. 心主神志，心和则舌能知五味
   D. 舌象能反映心之生理病理
   E. 以上都不是

37. 以下不是心神失养临床表现的是
   A. 神昏谵语　　　　　B. 失眠多梦　　　　　C. 健忘
   D. 心悸心烦　　　　　E. 反应迟钝

38. 血府是指
   A. 脉　　　　　　　　B. 肺　　　　　　　　C. 冲脉
   D. 心　　　　　　　　E. 肝

39. 症见咳嗽、喘息、胸闷者，多因
A. 肺气虚弱　　　　B. 肺不主气　　　　C. 肺气失宣
D. 肺失肃降　　　　E. 以上都不是

40. 称为"水之上源"的是指
A. 脾　　　　　　　B. 心　　　　　　　C. 肺
D. 肝　　　　　　　E. 肾

41. 何脏有"贮痰之器"之称
A. 心　　　　　　　B. 肝　　　　　　　C. 脾
D. 肺　　　　　　　E. 肾

42. 肺主"通调水道"主要依赖于
A. 肺朝百脉　　　　B. 肺主一身之气　　C. 肺司呼吸
D. 肺主宣发和肃降　E. 肺输精于皮毛

43. 下列说法错误的是
A. 心主血脉　　　　B. 肝藏血　　　　　C. 脾统血
D. 肺生血　　　　　E. 肾主水液

44. 下述与脾的功能关系最小的是
A. 口味正常　　　　B. 温养皮肤　　　　C. 四肢有力
D. 嘴唇红润　　　　E. 脏位恒定

45. 恶心、呕吐、呃逆、嗳气属于
A. 胃气上逆　　　　B. 肝气上逆　　　　C. 肺气上逆
D. 肝脾不和　　　　E. 以上都不是

46. 脾的生理特性是
A. 喜润恶燥　　　　B. 喜燥恶湿　　　　C. 喜柔润
D. 喜条达　　　　　E. 喜满

47. 人体气机升降的枢纽是
A. 心和小肠　　　　B. 肺和大肠　　　　C. 肝和胆
D. 肾和膀胱　　　　E. 脾和胃

48. 四肢肌肉的壮实主要取决于
A. 心主血脉的功能　B. 肝主筋的功能　　C. 肾主骨的功能
D. 脾主运化的功能　E. 肺主气的功能

49. 何脏有"生痰之源"之称

A. 肺　　　　　　　　B. 小肠　　　　　　　C. 脾
D. 肾　　　　　　　　E. 心

50. 脾不统血，可导致
A. 血滞　　　　　　　B. 血瘀　　　　　　　C. 血肿
D. 出血　　　　　　　E. 以上都不是

51. 临床上腹胀、便溏、食欲不振及倦怠消瘦等症应属
A. 脾失健运　　　　　B. 脾不统血　　　　　C. 脾失升清
D. 胃失通降　　　　　E. 以上都不是

52. 体内水液停滞，产生水湿、痰饮等病理产物，甚至出现水肿，见于
A. 脾失健运　　　　　B. 脾不统血　　　　　C. 脾失升清
D. 胃失通降　　　　　E. 以上都不是

53. 神疲乏力、头目眩晕、便溏、久泄脱肛、胃下垂、子宫下垂等症源自
A. 脾失健运　　　　　B. 脾不统血　　　　　C. 脾失升清
D. 胃失通降　　　　　E. 以上都不是

54. 食欲不振、口淡乏味或口甜、口苦、口腻等症多与哪个脏腑关系密切
A. 心　　　　　　　　B. 肝　　　　　　　　C. 脾
D. 肺　　　　　　　　E. 肾

55. 有"将军之官"称谓的脏是
A. 心　　　　　　　　B. 肝　　　　　　　　C. 脾
D. 肺　　　　　　　　E. 肾

56. 肝主疏泄的功能，与哪项有关
A. 气机调畅　　　　　B. 血液运行　　　　　C. 津液代谢
D. 情志活动　　　　　E. 消化机能

57. 下列哪一项不属于肝病表现
A. 视物不清　　　　　B. 听力减弱　　　　　C. 胸胁胀满
D. 急躁易怒　　　　　E. 手足震颤

58. 症见胸胁胀满、郁闷不乐、多疑善虑者多见于
A. 肝气郁结　　　　　B. 肝阳上亢　　　　　C. 肝血不足
D. 肝不藏血　　　　　E. 肝气升发太过

59. 下列与肝主疏泄功能最无关系的是
A. 调畅气机　　　　　B. 脾胃升降　　　　　C. 情志活动

D. 血液运行　　　　　　E. 运动自如

60. 目为何脏之窍
A. 心　　　　　　B. 脾　　　　　　C. 肺
D. 肝　　　　　　E. 肾

61. 两目干涩多见于
A. 肝阴血不足　　B. 肝经湿热　　　C. 肝失疏泄
D. 肝不藏血　　　E. 以上都不是

62. 目眵增多，迎风流泪多见于
A. 肝阴血不足　　B. 肝经湿热　　　C. 肝失疏泄
D. 肝不藏血　　　E. 以上都不是

63. 当人安静睡眠时，血液主要归藏于
A. 心　　　　　　B. 肝　　　　　　C. 脾
D. 肾　　　　　　E. 肺

64. 除肺胃之外，易于出现气逆的脏腑主要还有
A. 肝　　　　　　B. 心　　　　　　C. 脾
D. 肾　　　　　　E. 三焦

65. 元阴、真阴是指
A. 心阴　　　　　B. 肝阴　　　　　C. 脾阴
D. 肾阴　　　　　E. 肺阴

66. 血之余为
A. 齿　　　　　　B. 筋　　　　　　C. 发
D. 毛　　　　　　E. 爪

67. 称为"先天之本"的脏是
A. 心　　　　　　B. 肝　　　　　　C. 脾
D. 肾　　　　　　E. 肺

68. 小儿囟门迟闭、骨软无力多由于
A. 肾阴虚　　　　B. 肾阳虚　　　　C. 肾气虚
D. 肾精亏虚　　　E. 肾不纳气

69. 呼吸表浅，或呼多吸少，动则气喘等病理表现多见于
A. 肾不纳气　　　B. 脾不升清　　　C. 肝失疏泄
D. 胃失通降　　　E. 以上都不是

70. 恐惧常影响哪一脏的气机，致使封藏不固，表现为二便失禁或遗精、滑泄等症

    A. 心   B. 肝   C. 脾

    D. 肾   E. 肺

71. 唾，为口中液体较稠厚部分，其化生主要源于

    A. 心   B. 肝   C. 脾

    D. 肾   E. 肺

72. 与牙齿松动、脱落及小儿齿迟等症关系最密切的脏是

    A. 心   B. 肝   C. 脾

    D. 肾   E. 肺

73. 受纳腐熟是何腑的功能

    A. 胃   B. 胆   C. 小肠

    D. 大肠   E. 膀胱

74. 胃气一般是指

    A. 胃的功能   B. 心脾的功能   C. 脾胃的功能

    D. 脾肾的功能   E. 脾的功能

75. 泄泻初期采用利小便而实大便的疗法依据是

    A. 小肠主分清别浊   B. 大肠主传导糟粕   C. 膀胱主存泄小便

    D. 胃气主通降下行   E. 上焦主宣发卫气

76. 上焦的功能特点可概括为

    A. 如衡   B. 如雾   C. 如沤

    D. 如露   E. 如渎

77. 精汁是指

    A. 精液   B. 髓液   C. 胆汁

    D. 津液   E. 肠液

78. 被认为是"后天之本"、"气血生化之源"的是

    A. 心   B. 脾   C. 肝

    D. 肾   E. 肺

79. 心与脾的关系表现在

    A. 血液的生成与运行   B. 血与精微物质   C. 情志与思维

    D. 阴阳之间的联系   E. 血与气

80. 肝与肾的关系主要体现在

A. 骨与筋　　　　　B. 水与血　　　　　C. 精与血

D. 目与耳　　　　　E. 气与血

81. 六腑之间的关系表现在

A. 排泄方面的配合

B. 吸收方面的依存

C. 受纳方面的影响

D. 饮食物的消化、吸收、排泄方面的分工协作

E. 以上都不是

82. 水液的代谢与以下哪项有关

A. 心、脾、肝　　　B. 肝、心、肺　　　C. 心、肺

D. 心、脾、肺　　　E. 肺、脾、肾

83. 腹部胀痛，矢气则舒，由何所致

A. 虫积　　　　　　B. 气滞　　　　　　C. 血瘀

D. 湿阻　　　　　　E. 寒凝

84. "精血同源"主要指

A. 心肺的关系　　　B. 脾肺的关系　　　C. 肺肾的关系

D. 肺肝的关系　　　E. 肾肝的关系

85. 胸闷胸痛、心率改变、唇青舌紫或咳嗽、气促、喘息等症主要体现的病理关系是

A. 心肺的关系　　　B. 脾肺的关系　　　C. 肺肾的关系

D. 肺肝的关系　　　E. 肾肝的关系

86. 心悸、失眠、多梦、腹胀、食少、体倦、面色无华等症主要体现的病理关系是

A. 心肺的关系　　　B. 脾肺的关系　　　C. 肺肾的关系

D. 心脾的关系　　　E. 肾肝的关系

87. 面色萎黄，眼目昏花，视物不清，爪甲不润或有凹凸、心悸、头晕等症主要体现的病理关系是

A. 心肺的关系　　　B. 脾肺的关系　　　C. 肺肾的关系

D. 心肝的关系　　　E. 肾肝的关系

88. 咳、喘、痰等症主要体现的病理关系是

A. 心肺的关系　　　　B. 脾肺的关系　　　　C. 肺肾的关系
D. 肺肝的关系　　　　E. 肾肝的关系

89. 咳嗽的同时，出现胸胁胀痛，头晕头痛，面红目赤等症主要体现的病理关系是

A. 心肺的关系　　　　B. 脾肺的关系　　　　C. 肺肾的关系
D. 肺肝的关系　　　　E. 肾肝的关系

90. 尿少，甚则水肿。咳逆倚息不得平卧。出现呼吸表浅等症主要体现的病理关系是

A. 心肺的关系　　　　B. 脾肺的关系　　　　C. 肺肾的关系
D. 肺肝的关系　　　　E. 肾肝的关系

91. 精神抑郁，胸胁胀满，腹胀腹痛，泄泻便溏等症主要体现的病理关系是

A. 心肺的关系　　　　B. 脾肺的关系　　　　C. 肺肾的关系
D. 肺肝的关系　　　　E. 肝脾的关系

92. 女子月经来潮或男子泄精功能正常的维系主要体现的是

A. 心脾的关系　　　　B. 脾肺的关系　　　　C. 脾肾的关系
D. 肺肾的关系　　　　E. 肾肝的关系

93. 腹部冷痛，下利清谷，或五更泄，水肿等症主要体现的病理关系是

A. 心脾的关系　　　　B. 脾肺的关系　　　　C. 脾肾的关系
D. 肺肾的关系　　　　E. 肾肝的关系

94. 气的运动受阻较甚，在某些局部发生阻滞不通时，称作

A. 气滞　　　　　　　B. 气逆　　　　　　　C. 气陷
D. 气郁　　　　　　　E. 元气

95. 气的上升太过或下降不及，称作

A. 气滞　　　　　　　B. 气逆　　　　　　　C. 气陷
D. 气郁　　　　　　　E. 元气

96. 气的上升不及或下降太过，称作

A. 气滞　　　　　　　B. 气逆　　　　　　　C. 气陷
D. 气郁　　　　　　　E. 元气

97. 气不能外达而郁结于里，称作

A. 气滞　　　　　　　B. 气逆　　　　　　　C. 气陷
D. 气郁　　　　　　　E. 元气

98. 哪种气的主要作用是推动人体的生长发育
A. 营气　　　　　　B. 卫气　　　　　　C. 胃气
D. 宗气　　　　　　E. 元气

99. 人体生命活动的原动力是指
A. 先天之精气　　　B. 后天之谷气　　　C. 宗气
D. 元气　　　　　　E. 卫气

100. 具有推动肺的呼吸和贯注心脉助心运行营血的气称为
A. 元气　　　　　　B. 宗气　　　　　　C. 营气
D. 正气　　　　　　E. 以上均不是

101. 气能摄血的作用说明
A. 血为气之母　　　B. 气为血之帅　　　C. 气行则血行
D. 气滞则血瘀　　　E. 气虚则血虚

102. 气与血的关系主要表现在
A. 后天与先天方面　　　　　　B. 性状与分布方面
C. 生血、运血、摄血方面　　　D. 功能与结构方面
E. 以上都不是

103. 血为气之母主要是指
A. 血能摄气　　　　B. 血能载气　　　　C. 血给其充分的营养
D. 气随血行　　　　E. 以上都不是

104. 出血之后形成气脱的病理是
A. 气不摄血　　　　B. 津不化气　　　　C. 气不化津
D. 气随血脱　　　　E. 以上都不是

105. 体内液态物质的运行、输布和排泄，主要依靠气的
A. 推动与温煦　　　B. 温煦与防御　　　C. 防御与气化
D. 气化和固摄　　　E. 固摄和推动

106. 分布于体表皮肤、肌肉和孔窍等部位，起着滋润作用的称
A. 水液　　　　　　B. 津　　　　　　　C. 液
D. 涎　　　　　　　E. 泪

107. 能生化营气、卫气的气是
A. 元气　　　　　　B. 宗气　　　　　　C. 水谷精气
D. 清气　　　　　　E. 胃气

108. 与气的生成密切相关的脏是
A. 心、肝、脾　　　B. 肾、肺、肝　　　C. 肾、肺、脾
D. 肾、脾、肝　　　E. 心、肾、肺

109. 奠定经络学说理论体系基础的古典医籍是
A.《黄帝内经》　　B.《难经》　　　　C.《伤寒杂病论》
D.《阴阳十一脉灸经》　E.《十四经发挥》

110. 经络系统中，与脏腑有直接络属关系的是
A. 奇经八脉　　　　B. 十二经别　　　　C. 别络
D. 十二正经　　　　E. 十二经筋

111. 经络系统中，气血运行的主要通道是
A. 奇经八脉　　　　B. 十二经别　　　　C. 十二正经
D. 浮络　　　　　　E. 别络

112. 十二经脉中，行于躯干胸腹面的阳经是
A. 手太阳经　　　　B. 足少阳经　　　　C. 足太阳经
D. 手阳明经　　　　E. 足阳明经

113. 十二正经中，既分布于目内眦，又分布于目外眦的经脉是
A. 手少阳三焦经　　B. 手太阳小肠经　　C. 足少阳胆经
D. 手阳明大肠经　　E. 足太阳膀胱经

114. 起于目外眦的经脉是
A. 三焦经　　　　　B. 小肠经　　　　　C. 胆经
D. 胃经　　　　　　E. 大肠经

115. 奇经八脉中，与任脉在咽喉部相会的经脉是
A. 督脉　　　　　　B. 冲脉　　　　　　C. 阴跷脉
D. 阳维脉　　　　　E. 阴维脉

116. 任脉的终点在
A. 目内眦　　　　　B. 目眶下　　　　　C. 上唇系带
D. 咽喉　　　　　　E. 下颌部

117. 按循经诊断，在胸前"虚里"处疼痛，痛连左手臂及小指，应考虑
A. 心脏疾病　　　　B. 肺脏疾病　　　　C. 肝胆疾病
D. 脾胃疾病　　　　E. 肾脏疾病

118. 具有调节阴经气血，为"阴脉之海"的经脉是

A. 冲脉 B. 督脉 C. 带脉
D. 任脉 E. 阳跷脉

119. 足、手阴经交接于
A. 头 B. 胸 C. 腹
D. 手 E. 足

120. 在头面部,手太阳经主要行于
A. 头顶 B. 头后 C. 侧头部
D. 面颊部 E. 额部

121. 十二正经中,有两支别络的经脉是
A. 足太阴经 B. 足阳明经 C. 足厥阴经
D. 手阳明经 E. 手厥阴经

122. 手太阴肺经在哪支手指桡侧端(商阳穴)交于手阳明大肠经
A. 拇指 B. 示指 C. 中指
D. 环指 E. 小指

123. 一侧手阳明大肠经至对侧头面部哪一器官旁(迎香穴)交于足阳明胃经
A. 耳垂 B. 目内眦 C. 目外眦
D. 鼻翼 E. 嘴角

124. 足阳明胃经入哪只脚趾内侧端(隐白穴)交于足太阴脾经
A. 足大趾 B. 足二趾 C. 足三趾
D. 足四趾 E. 足小趾

125. 手少阴心经至哪支手指桡侧端(少冲穴)交于手太阳小肠经
A. 拇指 B. 示指 C. 中指
D. 环指 E. 小指

126. 手太阳小肠经至头面部哪一部位(睛明穴)交于足太阳膀胱经
A. 耳垂 B. 目内眦 C. 目外眦
D. 鼻翼 E. 嘴角

127. 足太阳膀胱经至哪只脚趾外侧端(至阴穴)交于足少阴肾经
A. 足大趾 B. 足二趾 C. 足三趾
D. 足四趾 E. 足小趾

128. 手厥阴心包经沿哪支手指尺侧出其端(关冲穴)交于手少阳三焦经

A. 拇指　　　　　　　B. 示指　　　　　　　C. 中指
D. 环指　　　　　　　E. 小指

129. 手少阳三焦经至头面部哪一部位（瞳子髎穴）交于足少阳胆经
A. 耳垂　　　　　　　B. 目内眦　　　　　　C. 目外眦
D. 鼻翼　　　　　　　E. 嘴角

130. 足少阳胆经分布于哪只脚趾爪甲后丛毛处交于足厥阴肝经
A. 足大趾　　　　　　B. 足二趾　　　　　　C. 足三趾
D. 足四趾　　　　　　E. 足小趾

131. 下列不正确的说法是
A. 六淫致病常有明显的季节性
B. 六淫之邪只从肌表侵犯人体而发病
C. 六淫邪气既可单独侵袭人体而发病，又可两种以上相兼同时侵犯人体而致病
D. 六淫致病常与居住地区和环境密切相关
E. 六淫致病具有转化性的特点

132. 风邪伤人，病变部位不固定是由于
A. 风为百病之长　　　　　　　　　B. 风性主动，动摇不定
C. 风与肝相应，肝病易动　　　　　D. 风性善行
E. 风性数变

133. 下列哪一项是湿邪的性质
A. 其性黏腻　　　　　　B. 其性开泄　　　　　　C. 其性凝滞
D. 其性收引　　　　　　E. 其性升散

134. 既有季节性特点，又不受季节限制，常为外感病之先导的邪气是
A. 寒邪　　　　　　　B. 热邪　　　　　　　C. 风邪
D. 疠气　　　　　　　E. 湿邪

135. 六淫中最易导致疼痛的邪气是
A. 湿邪　　　　　　　B. 风邪　　　　　　　C. 燥邪
D. 火邪　　　　　　　E. 寒邪

136. 寒性凝滞，从而出现各种疼痛症状，其机理是
A. 损伤人体阳气　　　　　　　　　B. 气机收敛，腠理闭塞
C. 耗气伤津，不能濡养　　　　　　D. 经脉气血凝结阻滞

E. 为有形之邪，阻滞气机

137. 既是病理产物，又是致病因素的邪气是

A. 饮食 B. 七情 C. 瘀血
D. 疫疠 E. 六淫

138. 湿邪、寒邪的共同致病特征是

A. 易袭阳位 B. 损伤阳气 C. 沉重重着
D. 凝滞收引 E. 黏腻重浊

139. 温燥的发病季节是

A. 近冬深秋 B. 长夏季节 C. 冬末春初
D. 夏末初秋 E. 春末夏初

140. 感受寒邪而致的"中寒"是指

A. 寒邪侵入血分 B. 寒邪直中脏腑 C. 寒邪伤于肌表
D. 寒邪入中经脉 E. 寒邪自内而生

141. 疠气是指

A. 异常气候 B. 气机阻滞 C. 乖戾之气
D. 六淫邪气 E. 气机失常

142. 过思主要影响

A. 纳气功能 B. 疏泄功能 C. 藏血功能
D. 运化功能 E. 呼吸功能

143. 下列说法不正确的是

A. 温为热之渐，火为热之极
B. 暑为夏季主气，乃火热所化
C. 火热为病有明显的季节性
D. 暑为阳邪，其性炎热
E. 火易扰心神

144. 下列说法不正确的是

A. 怒则气上 B. 喜则气缓 C. 恐则气下
D. 惊则气乱 E. 悲则气结

145. 湿邪致病缠绵难愈的主要原因是

A. 湿为阴邪，易伤阳气，病难速愈
B. 湿性黏滞，不易祛除，病难速愈

C. 湿为阴邪，易阻遏气机，病难速愈

D. 湿性趋下，易袭阴位，病难速愈

E. 湿性重浊，留滞于体内，病难速愈

146. 饮在胸胁，咳唾引痛者为

 A. 痰饮   B. 悬饮   C. 溢饮

 D. 支饮   E. 以上都不是

147. 下列不属痰饮致病特点的是

 A. 阻滞气机，阻碍气血   B. 病症复杂，变化多端

 C. 病势缠绵，病程较长   D. 易蒙蔽神明

 E. 脉多细涩

148. 瘀血疼痛常见

 A. 刺痛   B. 隐痛   C. 胀痛

 D. 阵痛   E. 冷痛

149. 下列不属于瘀血致病特点的是

 A. 面色黧黑   B. 肿块固定不移   C. 舌质紫暗

 D. 出血血色鲜红   E. 痛处拒按

150. 关于瘀血的形成叙述不正确的是

 A. 可由气虚形成   B. 可由血寒形成

 C. 可由气滞形成   D. 可由外伤形成

 E. 由于血得温则行，遇寒则凝，所以血热不会形成瘀血

151. 悲忧过度主要损伤的脏腑是

 A. 心   B. 肝   C. 肺

 D. 脾   E. 肾

152. 饮食因素致病，易致聚湿化热生痰的是

 A. 寒热偏嗜   B. 偏嗜肥甘   C. 偏嗜辛热

 D. 饮食过饱   E. 过食生冷

153. 支饮是指水饮停于

 A. 胁肋   B. 胃肠   C. 胸膈

 D. 皮肤   E. 四肢

154. 下列不属于结石致病特点的是

 A. 多发于实质性脏器   B. 病程较长，症状不定

C. 局部多是胀痛、酸痛　　　　　D. 结石梗阻时可发生绞痛

E. 易阻滞气机，损伤脉络

155. 下列因素中，易于蒙蔽心神的是

A. 瘀血　　　　　B. 积食　　　　　C. 结石

D. 痰饮　　　　　E. 以上均非

156. 下列不属于医过致病的是

A. 诊治失误　　　B. 变生他疾　　　C. 加重病情

D. 情志波动　　　E. 贻误治疗

157. 下列属于火、燥、暑共同致病特点的是

A. 生风　　　　　B. 动血　　　　　C. 上炎

D. 耗气　　　　　E. 伤津

158. 下列各脏中，与内湿关系最为密切的是

A. 心　　　　　　B. 脾　　　　　　C. 肝

D. 肺　　　　　　E. 肾

159. 易致脾气郁结，运化失司的情志因素是

A. 怒　　　　　　B. 惊　　　　　　C. 思

D. 喜　　　　　　E. 恐

160. 区分六气与六淫的关键是

A. 暴寒暴暖　　　B. 气候变化不及　C. 气候变化太过

D. 非其时有其气　E. 是否致病

四、问答题

1. 试述阴阳学说的基本内容。
2. 根据五行相生、相克规律确定的治疗方法有哪些？
3. 试述阴阳学说的基本内容。
4. 试述五行学说的生克制化规律。
5. 肺主肃降的生理功能主要体现在哪几方面？
6. 试述脾与胃之间的关系。
7. 水液的代谢和哪些脏器有关？各有何作用？
8. 试述脾在消化吸收过程中的作用。
9. 试述心主血脉的生理作用。
10. "胃气"对人体生命和健康的重要作用有哪些？

11. 肝主疏泄和肝主藏血的关系表现在哪些方面？
12. 卫气的生理功能主要体现在哪几方面？
13. 血液的正常运行和哪些脏器有关？各有何作用？
14. 什么是气的固摄？具体包括哪些方面？
15. 津液的代谢和排泄是如何实现的？
16. 经络的生理功能有哪些？
17. 十二经脉的走向、规律如何？
18. 十二经脉表里关系如何？有何意义？
19. 经络有哪些连属部分？
20. 何谓经脉、络脉？两者之间有何关系？
21. 何谓病因？中医学的病因包括哪些内容？
22. 六淫致病有哪些共同特点？
23. 简述风邪的性质和致病特点。
24. 七情内伤是怎样形成的？
25. 简述七情致病的特点。
26. 血瘀与瘀血的概念有何不同？

（马洪朝　郁利清　刘玉婷）

第二章

诊 法

【学习内容提炼，涵盖重点考点】

第一节 望 诊

一、全身望诊

全身望诊是对病人的神、色、形、态等整体表现的观察，以获得对病情的总印象。

（一）望神

1. 概念　神有广义与狭义之分，广义的神是对人体生命活动的外在表现的高度概括；狭义的神是指人的精神、意识、思维活动。望神就是通过观察人体生命活动的整体表现来判断病情的方法。望神可以了解精气盛衰，病情轻重，预后吉凶。重点在于观察目光、神情、面色和体态。

2. 神的表现类型

（1）得神：亦称"有神"。临床表现为精神充沛，表情自然，反应灵敏，两目灵活，面色红润，呼吸平稳，肌肉不削，动作自如。表示脏腑功能正常，正气充足，为健康的表现；或虽病而正气未伤，病轻易治，预后良好。

（2）少神：亦称"神气不足"。临床表现为精神不振，两目乏神，面色少华，少气懒言，肌肉松软，动作迟缓。表示正气不足，精气已虚，脏腑功能减弱，多见于虚证。

（3）失神：亦称"无神"。临床表现为精神委靡，表情淡漠，反应迟钝，两目晦暗，面色无华，呼吸微弱或喘促无力，大肉已脱，动作艰难，甚至神志昏迷。表明正气大伤，脏腑功能衰败，病重难治，多见于慢性久病重病之人，预后不良。若神昏谵语，循衣摸床，撮空理线，表示邪气亢盛，内伤心神，可见于急性病重之人。

（4）假神：久病、重病之人，精气本已极度衰竭，而突然出现某些神气暂时好转的虚假表现。即古人所谓"回光返照"或"残灯复明"。临床表现为久病重病，本已精神委靡，目光晦滞，面色晦暗，久不能食，身体难移，突然神志清楚，但烦躁不安、言语不休、目光转亮却浮光外露，两颧泛红如妆，欲进饮食，想起床活动，但不能自己转动等。表示脏腑精气极度衰竭，正气将脱，阴不敛阳，阴阳即将离决。常是危重病人临终前的征兆。

（5）神乱：指神志错乱失常，多见于癫、狂、痴、痫、脏躁等病人。临床表现为焦虑、恐惧、狂躁不安、淡漠痴呆或猝然昏仆。

（二）望色

望色又称色诊，是通过观察人体全身皮肤（重点是面部皮肤）的色泽变化来诊断病情的方法。

1. 常色　是健康人面部的色泽。常色的特点是明润、含蓄。中国人的正常面色为红黄隐隐，见于皮肤之内。可因体质禀赋、季节、职业、情绪、运动等因素影响而有差异。

2. 病色　是人体在疾病状态时面部显示的色泽。病色的特点是晦暗、暴露。病色分为赤、白、黄、青、黑五种。

（1）赤色：主热证，亦见于戴阳证。满面通红，为实热证；两颧潮红，为虚热证；久病重病之人，面色苍白，却时时泛红如妆，游移不定，为戴阳证，属病重。

（2）白色：主虚证（包括气虚、血虚、阳虚），寒证，失血证。面色淡白无华，唇舌色淡者，多属血虚或失血证；面色㿠白，多属阳虚；突见面色苍白，伴冷汗淋漓，多为阳气暴脱。

（3）黄色：主脾虚，湿证。面黄枯槁为萎黄，多属脾胃虚弱，气血不足；面黄虚浮为黄胖，多属脾虚湿蕴；身目俱黄为黄疸，若黄色鲜明亮如橘皮为阳黄，属湿热熏蒸，黄色晦暗如烟熏为阴黄，属寒湿郁阻。

（4）青色：主寒证，痛证，气滞血瘀，惊风。面色淡青，多为虚寒证；面色青黑，多为实寒证、痛证；久病面色口唇青紫，伴心胸憋闷疼痛，为心阳不振，心血瘀阻；小儿高热，见鼻柱、眉间及口唇周围青紫，多属惊风或惊风先兆。

（5）黑色：主肾虚，寒证，水饮，瘀血。面黑而暗淡，属肾阳虚证；面黑而干焦，属肾阴虚证；眼眶周围发黑，属肾虚水饮，或寒湿带下；面色黧黑，肌肤甲错，属瘀血久停。

（三）望形态

1. 望形体　指观察病人形体强弱胖瘦、体质类型等情况，可了解病人的脏腑虚实、气血盛衰。

（1）体强：表现为骨骼粗大，胸廓宽厚，肌肉坚实，筋强力壮，皮肤润泽，为形气有余。反映脏腑精气充足，气血旺盛，抗病力强，或虽病预后较好。

（2）体弱：表现为骨骼细小，胸廓狭窄，肌肉瘦削，筋弱无力，皮肤枯槁，为形气不足。反映脏腑精气不足，气血虚衰，抗病力弱，容易患病，有病难治，预后较差。

（3）肥胖：体胖而肉松皮缓，食少乏力者，多见于阳虚脾弱之人。

（4）消瘦：形瘦乏力，气短懒言，多属后天不足，气血亏虚所致；形瘦多食，多为阴虚火旺；形瘦颧红，皮肤干枯，多属阴血不足。

2. 望姿态　指观察病人的动静姿态、异常动作和体位变化。"阳主动，阴主静"。一般地说，动者、强者、仰者、伸者多属功能亢进的阳证、热证、实证；静者、弱者、俯者、屈者多属功能衰退的阴证、寒证、虚证。

二、局 部 望 诊

局部望诊包括望头面、五官、皮肤等。

（一）望头面

1. 望头形　小儿头形过大或过小，伴智力发育不全者，多属先天不足，肾精亏损；小儿两额角突出，头顶平坦呈方形者，为方颅，多见于佝偻病。

2. 望囟门　小儿囟门高突，属实证；囟门凹陷，多属虚证；囟门迟闭，多是先天肾气不足，发育不良。

3. 望头发　发黄干枯，稀疏易落，多属精血不足；突然片状脱发，显露圆形或椭圆形光亮头皮，为斑秃；头发易脱，头皮瘙痒，多屑多脂，多为血热化燥或兼痰湿所致；小儿发结如穗，多属疳积；先天不足或后天失养；青少年白发，伴腰膝酸软、失眠健忘，多为肾虚。

4. 面部　面部浮肿，多见于水肿病；腮肿，边缘不起，按之有柔韧感或压痛为痄腮。口眼歪斜多为中风。

（二）五官

1. 望目　须观察眼神、外形、颜色、动态之变化。目赤肿痛，多属实热证；白睛发黄，多为黄疸；目眦淡白，为气血不足；目胞浮肿，多为水肿；眼窝凹陷，多为伤津耗液或气血不足；目睛上视、直视或斜视，多为肝风内动；瞳仁散大，多为精气衰竭。小儿睡眠露睛为脾气虚弱。

2. 望耳　主要观察耳的色泽及耳内分泌物的情况。耳轮淡白为气血亏虚；耳轮干枯色黑，多属肾精亏耗，为病重；小儿耳背有红络、耳根发凉，多为出麻疹的先兆；耳轮甲错为久病血瘀；耳中疼痛，耳内流脓者，为肝胆湿热。

3. 望鼻　主要观察鼻内分泌物及鼻的外形。鼻流清涕，多为外感风寒；鼻流浊涕，多属外感风热或肺胃蕴热；浊涕腥臭，为鼻渊；鼻头色红生粉刺者，是酒渣鼻；鼻翼扇动，呼吸喘促，初病多肺热，久病为肺肾虚衰。

4. 望口唇　主要观察口唇的色泽、形态、润燥变化。唇色红润为正常，淡白为血虚；淡红为虚寒；青紫多是血瘀；红紫多属实热；鲜红为阴虚；口唇干燥主津亏；口唇糜烂为脾胃积热。口开不闭为虚证，牙关紧闭为实证。

5. 望咽喉　主要观察咽部色泽和形态变化。咽喉红肿疼痛，为肺胃有热；咽部色红，肿痛不显，是虚火上炎；咽喉有灰白假膜，坚韧难剥，重剥出血，随即复生，为白喉。

（三）望皮肤

望皮肤主要观察色泽形态变化及斑疹鉴别。

1. 形色　全身肌肤肿胀，按之不起者为水肿；皮肤、面目俱黄者多为黄疽。皮肤粗糙如鱼鳞，抚之涩手，为肌肤甲错，是血虚血瘀所致。

2. 斑疹　凡色深红或青紫，多点大成片，平铺于皮肤，抚之不碍手，压之不褪色者为斑；凡色红，点小如粟米，高出皮肤，抚之碍手，压之褪色者为疹。

3. 痈疽疔疖　若皮肤局部红肿热痛，根盘紧束者为痈；漫肿无头，皮色不变，不热少痛者为疽；初起如粟，根硬而深，或麻或痒，顶白痛剧者为疔；形小而圆，红肿热痛不甚，出脓即愈者为疖。

三、望　舌

望舌，又称舌诊，是中医诊法的特色之一，指观察病人舌象的变化以诊察疾病的方法。

（一）舌诊的方法及注意事项

1. 望舌的方法　望舌时患者可采取坐位或仰卧位，自然伸舌，充分暴露舌体；先看舌质，后看舌苔，按舌尖、舌中、舌边、舌根顺序观察。

2. 望舌的注意事项　望舌以充足而柔和的自然光线为佳，避免有色光。注意辨别染苔。避免伸舌时间过久。

（二）舌诊的内容

望舌主要是观察舌质和舌苔的变化。舌质又称舌体，是指舌的肌肉脉络组织。望舌质可以了解人体脏腑虚实、气血盛衰。舌苔是指舌面上附着的一层苔状物。望舌苔可以了解胃气强弱、病邪性质、病位深浅、病势发展和预后。

正常舌象特征为：舌体柔软，活动自如，胖瘦适中，舌色淡红润泽；舌面上附有一层薄薄的、颗粒均匀、干湿适中的白苔，即所谓"淡红舌，薄白苔"。

1. 望舌质　主要观察舌色、舌形、舌态的变化。

（1）望舌色：是指观察舌体颜色的变化。常见的有淡白舌、红舌、绛舌、紫舌四种。①淡白舌，舌质颜色较正常浅淡，主虚证、寒证。为阳气虚弱、气血不足的表现。若舌淡白而瘦薄多为气血两虚；淡白而胖嫩多为阳虚水湿内停。②红舌，舌质颜色较正常深，甚至呈鲜红色，主热证。全舌鲜红，舌苔黄厚多为实热证；舌红，少苔或无苔，多为阴虚内热。舌尖红，多为心火上炎；舌边红多为肝胆热盛。③绛舌，较红舌颜色更深，或略带暗红色，主热盛。舌绛有苔，为里热炽盛；舌绛而少苔或无苔，或有裂纹，为阴虚火旺；舌绛而兼有瘀点、瘀斑，为血热夹瘀。④紫舌，舌质青紫，主热盛、寒盛、血瘀。舌色紫绛，干枯少津，多为热毒炽盛；舌色淡紫而湿润，多为阴寒内盛；舌色紫暗或舌上有瘀斑、瘀点，多为瘀血内阻。

（2）望舌形：是指观察舌体的形状，包括老嫩、胖瘦、裂纹和芒刺等。①老嫩，辨别虚实。老舌，舌质纹理粗糙，坚敛而不柔软，舌色较暗为老舌，多见于实证；嫩舌，舌质纹理细腻，浮胖娇嫩，舌色浅淡，多见于虚证。②胖瘦，舌体较正常胖大，伸舌满口为胖大舌，主水湿痰饮证；舌体比正常舌瘦小而薄为瘦薄舌，主气血两虚、阴虚火旺。③裂纹舌，舌面上有裂纹、裂沟，纹沟处无舌苔覆盖，主热证、精血亏虚。舌质红绛而有裂纹为热盛伤阴；舌淡白而有裂纹，为血虚不润。生来舌面上就有较浅的裂纹，裂纹中一般有舌苔覆盖且无不适感觉，为先天性舌裂。④芒刺舌，舌面乳头增大，高起如刺，状如草莓，主邪热内盛。舌尖芒刺为心火亢盛，舌中芒刺为胃肠热盛，舌边芒刺为肝胆湿热。

（3）望舌态：即观察舌体的动态，常见的病理舌态包括强硬、颤动、歪斜、痿软等。①强硬舌，舌体强硬，屈伸不利，主热陷心包，高热伤津，风痰阻络。外感热病者，多为热入心包，热盛伤津；内伤杂病者多见于中风征兆。②震颤舌，舌体震颤不定，不能自主，主肝风内动。舌淡白而颤动者，属血虚生风；舌红绛而颤动者，为热极生风。③歪斜舌，伸舌时舌体偏向一侧，多见于中风或中风先兆。④痿软舌，舌体软弱，屈伸无力，主阴液亏损，或气血俱虚。新病舌痿而干红，为热灼津伤；久病舌痿而淡白，属气血两虚。

2.望舌苔　主要观察苔色和苔质的变化。"薄白苔"为胃气上蒸充盛之象。察舌苔变化有助于判断胃气强弱、病位深浅、病邪寒热、预后吉凶等。

（1）望苔色：苔色变化主要有白、黄、灰、黑四种。①白苔，主表证、寒证。苔薄白而润，属正常舌苔，或为表证初起；苔薄白而滑，多为外感寒湿；苔白厚腻，多属湿浊、食积。苔白如积粉，扪之不燥称为积粉苔，常见于瘟疫或内痈。②黄苔，主里证、热证。淡黄为热轻，深黄为热重，焦黄为热极。苔薄黄常为风热在表；舌苔黄腻，为湿热内蕴、痰饮化热或食积化热。

③灰苔，主里热证、寒湿证。苔灰而干燥，为热甚伤津或阴虚火旺；苔灰而润滑，为内有寒湿。④黑苔，主里证，热极或寒盛。黑苔多由黄灰苔发展而来，多见于病情较重者。苔黑而干燥，是热极津枯；苔黑而润滑，是寒湿内盛。

（2）望苔质：主要观察舌苔厚薄、润燥、腐腻、剥苔等。①厚薄：透过舌苔，能隐隐见到舌质者为薄苔，不能见到舌质者属厚苔。薄苔可见于正常人，亦主表证，病轻邪浅；厚苔主里证，或内有痰湿、食积，病情深重。在疾病过程中，舌苔由薄变厚，为病进；由厚变薄，为病退。②润燥：舌苔干湿适中，不滑不燥，称为润苔；舌面水分过多，伸舌欲滴，扪之湿滑，称为滑苔；舌苔干燥，扪之无津，甚则干裂，称为燥苔。润苔可见于健康人，病中见润苔，表明津液未伤；滑苔主痰饮、水湿；燥苔表明体内津液已伤，或津液输布障碍。③腐腻：苔质颗粒粗大，苔厚疏松，状如豆腐渣堆积舌面，揩之可去者，称腐苔，常见于食积、痰浊；若苔质颗粒细小，致密而黏，揩之不去，刮之不易脱落，称为腻苔，常见于湿浊、痰饮、食积。④剥苔：舌苔部分或完全脱落，脱落处舌面光滑无苔，称为剥苔，多为正气亏虚、胃之气阴两伤。若舌苔骤然全部退去，舌面光洁如镜，称为镜面舌，为胃阴枯竭、胃气大伤之象。

四、望排出物

望排出物是观察病人的分泌物、排泄物和某些排出体外的病理产物的形、色、质、量的变化以诊察病情的方法。

（一）望痰

望痰主要是观察痰的色、质、量，从而判断脏腑的病变和病邪的性质。痰白清稀者，多属寒痰。痰黄稠有块者，多属热痰。痰少质黏，难于咯出者，多属燥痰。痰白量多，滑而易咯者，多属湿痰。痰中带血，色鲜红，为咯血，常见于肺痨、肺癌、肺扩张等病。咯吐脓血痰，气味腥臭者，多见肺痈病人。

（二）望涕

涕为肺之液，可见于多种鼻腔、鼻窦疾病。新病鼻塞流涕，为外感风寒；鼻流浊涕，为外感风热。久流浊涕，质稠、量多、气腥臭者，多为鼻渊。

（三）望涎

涎为脾之液，由口腔流出。望涎可察脾与胃的病变。口流清涎量多者，为脾胃虚寒。时吐黏涎者，多属脾胃湿热。小儿口角流涎，涎渍颐下，多由脾虚不摄津所致，多见于胃热虫积。

（四）望呕吐物

呕吐物清稀无臭，为胃阳不足，或寒邪犯胃。呕吐物秽浊酸臭，多由邪热犯胃所致。呕吐酸腐，含未消化食物，多属伤食。呕吐黄绿苦水，多属肝胆郁热或湿热。呕吐暗红血块，夹食物残渣，属胃有积热，或肝火犯胃，或胃腑血瘀。

（五）望大便

大便清稀如水，多由外感寒湿，或饮食生冷所致。大便黄褐如糜且臭，多为湿热所致。大便灰白呈陶土色，多见于黄疸。大便燥结如羊屎，排出困难，为肠燥津伤。

（六）望小便

小便清长，多属虚寒证。小便短黄，多属实热证。尿中带血，多为结石伤络，或热蕴膀胱或药毒伤肾，或脾肾不固。小便浑浊如米泔或如脂膏，称为尿浊，多因脾肾亏虚或湿热下注所致。尿中有砂石，见于石淋患者。

五、望小儿指纹

望小儿指纹，是指观察3岁以内小儿两手示指掌侧前缘部浅表络脉的形色变化以诊察病情的方法。

（一）指纹三关划分

小儿示指指节分为风、气、命三关，从掌指关节横纹向指尖排序为一、二、三节，第一指节为风关，第二指节为气关，第三指节为命关（图2-1）。

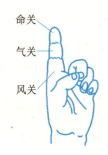

图 2-1 小儿示指三关示意图

(二)望指纹的方法

令家长抱小儿面向光亮,医生用左手拇指和示指握住小儿示指末端,再以右手拇指的侧缘蘸少许清水后在小儿示指掌侧前缘从指尖向指根部推擦几次,用力要适中,使指纹显露,便于观察。

(三)望指纹的内容

正常指纹为隐隐显露于掌指横纹附近,纹色浅红,呈单支且粗细适中。对小儿病理指纹的观察,主要观察指纹位、色、形、态的变化。

1. 三关测轻重　指纹显于风关,提示邪浅病轻;指纹达于气关,提示邪深病重;指纹达于命关,提示病入脏腑,病情严重。指纹直达指端(称透关射甲),提示病情凶险,预后不良。
2. 浮沉分表里　指纹浮而显露,为病在表;指纹沉隐不显,为病在里。
3. 红紫辨寒热　指纹偏红,为表寒证;指纹紫红为里热证;指纹淡白为脾虚、疳积;指纹青色为疼痛、惊风;指纹紫黑为病危。
4. 淡滞定虚实　指纹浅淡而纤细为虚证;指纹浓滞而增粗为实证。

第二节　闻　诊

一、听　声　音

(一)语声

语声正常为发声自然,音调和谐,言语清楚,应答自如,言意相符。一般而言，凡病人发声高亢有力，声音连续而多言者，为阳证、实证、热证；发声低微细弱，声音断续而懒言者，为阴证、虚证、寒证。音哑或失声，新病者属实证，多是外邪袭肺；久病者属虚证，常是肺肾阴虚。

★（二）语言

语言的异常主要与心神有关。沉默寡言，声音低弱，多属虚证、阴证；烦躁多言，声高有力，多属实证、阳证。

谵语：神志不清，语无伦次，声高有力者称之，多为热扰心神之实证。

郑声：神志不清，语言重复，时断时续，声音微弱者称之，多属心气大伤之虚证。

独语：喃喃自语，喋喋不休，见人辄止，多为心气不足或痰气蒙心，常见于癫病、郁证。

狂言：精神错乱，语无伦次，狂叫骂詈，多为痰火扰心或热入心包，多属阳证、实证，常见于狂病。

言謇：神志清楚，思维正常而吐字困难，吐字不清晰者称之，多因风痰阻络所致，为中风先兆或中风后遗症。

★（三）呼吸

诊察呼吸变化有助于推测五脏及宗气虚实。呼吸异常，每责于肺肾。

少气：又称气微，指呼吸微弱而声低，气少不足以息，言语无力的表现，主诸虚劳损。

气短：呼吸短促，息虽促而不能接续，为气短，有虚实之分，虚证多由肺气不足或元气大虚所致；实证多因痰饮、气滞、瘀血等所致。

喘：呼吸困难，短促急迫，甚则张口抬肩，鼻翼扇动，难以平卧，为喘，临床上喘有虚实之分。凡发作急骤，气粗声高息涌，呼吸急促，以呼出为快者，为实喘，多属病邪壅肺；凡发作徐缓，气怯声低息微，息短不续，以吸入为快，动则喘甚者，为虚喘，多属肺肾亏损。

哮：呼吸急促似喘，喉间有哮鸣音，为哮，多因内有痰饮宿疾，复感外邪引动而发。

（四）咳嗽

有声无痰为咳，有痰无声为嗽，有痰有声为咳嗽。根据咳嗽的声音和痰之有无以及兼症，可推断病证的寒热虚实。

咳声重浊，多属实证；咳声无力，声低气怯，多属虚证。干咳无痰或痰少而黏，不易咳出，多属燥邪犯肺或肺阴亏虚；咳声沉闷，痰多易咳，为湿痰咳嗽；咳嗽阵作，终止时如鹭鸶叫声，为顿咳，又称百日咳，多见于小儿；咳声如犬吠，伴声音嘶哑，吸气困难，见于白喉。

★（五）呕吐

胃内容物经口上涌吐出的症状，为胃失和降，胃气上逆所致。有声有物为呕，有物无声为吐，有声无物为干呕。根据呕吐声音强弱、吐势急缓可辨虚实寒热。一般情况下，呕声低微无力，吐势徐缓，呕吐物清稀，多属虚证、寒证；呕声响亮有力，吐势较猛，吐物呈黏痰黄水，或酸或苦，多属实证、热证。

（六）嗳气

嗳气是指胃中气体上出咽喉所发出的一种声长而缓的症状，是胃气上逆的一种表现。嗳气酸腐，多为食滞胃脘；嗳气频作而响亮，嗳后则舒，并随情志变化而增减者，多为肝气犯胃；嗳气低沉断续，伴纳呆乏力，多为脾胃气虚。

（七）太息

太息又称叹息，是指病人情绪抑郁时，因胸闷不舒而发出的长吁短叹声，为肝气郁结的表现。

二、嗅 气 味

嗅气味，指嗅辨与疾病有关的气味。包括嗅病体气味及病室气味。

（一）口气

口气臭秽者，多属胃热；口气酸臭者，多是伤食；口气腐臭，是牙疳或内痈。

（二）鼻气

鼻腔分泌物或鼻呼出腥臭气味，多为肺热或脾胃湿热所致。

（三）汗气

汗出腥膻，多为风湿热邪久蕴肌肤所致。腋下汗出，阵阵膻臊难闻，称为"狐臭"，多因湿热郁蒸所致。

（四）病室气味

若病室中有血腥味，多为失血；有腐臭气者，多为疮疡；有尿臊气味，多见于水肿晚期；有烂苹果气味，可见于消渴重证。

第三节 问 诊

问诊，是医生对病人或陪诊者进行有目的地询问，以了解病情的方法。

一、问诊的方法及注意事项

（一）态度和蔼，忌用术语

在询问病情时，医生的态度既要严肃认真，又要和蔼可亲。语言要通俗易懂，切忌使用医学术语。

（二）围绕主诉，明确重点

主诉是病人最感痛苦的症状和体征，也往往是疾病的症结所在。根据主诉，抓住重点，有的放矢，明确诊断。对危急病人应扼要询问，不必面面俱到，以便迅速抢救。

（三）条理清晰，避免套问

询问时思路清晰，细致缜密，全面收集有关临床资料。询问中既不受患者分散、繁冗陈述的干扰，也要避免暗示或套问线索，影响诊断的正确性。

二、问诊的内容

(一) 一般情况

一般情况包括姓名、性别、年龄、婚否、民族、职业、籍贯、住址、工作单位等。

(二) 主诉

主诉指患者就诊时最感痛苦的症状、体征及持续时间。主诉通常是疾病的主要矛盾所在，即是主症。问诊时要深入了解主诉所述症状或体征的部位、性质、程度、时间等情况。

(三) 现病史

现病史指患者从起病到此次就诊时疾病发生、发展、诊治的经过。

1. 发病情况　包括发病的时间，突然发作，还是缓慢发生；发病原因或诱因；最初症状及其性质、部位，当时曾做何处理等。一般起病急、时间短者，多属实证；患病日久，反复发作，经久不愈者，多属虚证或虚实夹杂证。询问发病情况对辨别疾病的病因、病位、病性有重要的作用。

2. 病变过程　一般可按疾病发生的时间顺序进行询问。如某一阶段出现哪些症状，症状的性质、程度；何时病情好转或加重；何时出现新的病情，病情有无变化规律等。通过询问病变过程，可以了解疾病邪正斗争情况，以及疾病发展趋势。

3. 诊治经过　对初诊者应询问曾做过何检查，结果如何；做过何种诊断，诊断的依据是什么；经过哪些治疗，治疗效果及反应怎样等。了解既往诊断和治疗情况，可作为当前诊断与治疗的参考。

4. 现在症　是问诊的主体内容，也是医生诊病、辨证的主要依据。主要询问病人就诊时所感受到的痛苦和不适，以及与病情相关的全身情况。内容包括问寒热、出汗、疼痛、饮食口味、二便、睡眠、妇女经带胎产、小儿痘疹等。

*（1）问寒热：是询问病人有无怕冷、发热，可辨别疾病的性质、部位和人体阴阳盛衰变化等情况。寒即怕冷，按其临床特点又有恶风、恶寒、畏

寒之别。热即发热，是指病人体温升高，或体温正常而自觉全身或局部发热的感觉。临床常见的寒热症状有恶寒发热、但寒不热、但热不寒、寒热往来四种类型。

1）恶寒发热：指恶寒与发热同时出现，多见于外感表证。若恶寒重，发热轻，兼无汗身痛等，为表寒证；发热重，恶寒轻，兼面红口渴等，为表热证；发热轻，恶风，兼汗出，为表虚证。

2）但寒不热：只感怕冷而不觉发热，多为里寒证。若新病恶寒，脘腹冷痛，脉沉迟有力，为里实寒证；久病畏寒，脉沉迟无力，为里虚寒证。

3）但热不寒：只感发热而不怕冷，或反恶热，多属里热证。可分为壮热、潮热、微热三种类型。

壮热：高热（体温在39℃以上）持续不退，不恶寒，只恶热，称为壮热。常见于外感温热病气分阶段，属里实热证，多兼大汗、大渴、脉洪大等。

潮热：发热如潮，定时发热或定时热甚，称为潮热，有三种类型（表2-1）。

表2-1 潮热类型比较

类型	发热特点	兼证	病因
日晡潮热	热势较高，日晡更甚	腹痛拒按，大便燥结	阳明腑实证
阴虚潮热	午后或夜间低热	五心烦热，骨蒸潮热	阴虚内热证
湿温潮热	午后热甚，身热不扬	脘痞身重，苔黄而腻	湿温病

微热：热度不高（体温一般不超过38℃），或仅自觉发热而体温正常，称为微热或低热。常见于久病之阴虚或气虚。

4）寒热往来：恶寒发热交替发作，为半表半里证，可见于伤寒少阳病和疟疾。发无定时为少阳病；发有定时为疟疾。

*（2）问汗：汗是阳气蒸化津液达于体表而成。询问病人汗出的异常情况，可诊察病邪的性质、津液的盈亏、阴阳的盛衰、病情轻重和预后等。问汗，主要了解有无汗出，汗出的时间、部位、多少及兼症等。

1）有汗无汗：表证无汗，见于外感寒邪所致的表实证；表证有汗，见于外感风邪所致的表虚证，或外感风热的表热证。

里证有汗，常由里热炽盛，迫津外出，多伴口渴、发热。里证无汗，多因津血亏虚，化汗乏源，或阳虚，无力化汗所致。

2）汗出时间：自汗，指经常日间汗出，活动后尤甚者，多见于气虚或阳虚证。

盗汗：指睡时汗出，醒则汗止者，多见于阴虚证。

绝汗：又称脱汗，指在病情危急的情况下，出现大汗不止症状，称之。常是亡阳或亡阴的表现。

战汗：指病人先恶寒战栗而后汗出的症状。常见于温病或伤寒邪正剧烈斗争的阶段，是病变的转折点。若汗出热退，脉静身凉，提示疾病向愈；若汗出身热不退，烦躁不安，脉来急疾，提示病情恶化。

3）汗出部位：头汗，指仅见头部或头项部汗出较多。多由上焦热盛，中焦湿热，进食辛辣、热汤或虚阳上越所致。

半身汗出：指身体一半出汗、另一半无汗。多见于中风、痿证或截瘫患者。

手足心汗出，多为脾胃湿热或阴虚阳亢；心胸汗多，可见于心脾两虚或心肾不交等证；阴汗，多属下焦湿热。

（3）问疼痛：疼痛是临床上最常见的自觉症状之一，人体的各个部位都可发生。疼痛有虚实之分。实，多由邪气壅盛，阻滞经络气血而致，即"不通则痛"；虚，多因气血阴阳不足，脏腑经络失于濡养而致，即"不荣则痛"。问疼痛，应注意询问疼痛的部位、性质、程度、时间、喜恶等。

1）问疼痛的性质：有助于了解疼痛的病因与病机。常见疼痛的性质及临床意义归纳于表2-2中。一般而言，新病疼痛，痛势较剧，持续不解，或痛而拒按，属实证；久病疼痛，痛势较缓，时作时止，或痛而喜按，属虚证。灼痛喜凉，痛处发热，遇寒觉舒者，属热证；冷痛喜温，痛处不温，遇寒痛剧者，属寒证。

表2-2 疼痛性质及临床意义

性质	疼痛特点	临床意义
胀痛	疼痛伴有胀满感	气滞
刺痛	疼痛如针刺之感	瘀血
冷痛	疼痛伴有冷感而喜暖	寒证
灼痛	疼痛伴有灼热感而喜凉	热证
绞痛	疼痛剧烈如刀绞	有形实邪阻滞气机或阴寒之邪凝滞气机
重痛	疼痛伴有沉重感	湿邪困阻，气机不畅
隐痛	痛势较缓可忍耐，但连绵不止	虚证
窜痛	痛处游走不定，或走窜攻痛	气滞或风胜

2）问疼痛的部位：可以了解所在脏腑、经络的病变。

头痛：前额连眉棱骨痛，病在阳明经；巅顶痛者，病在厥阴经；后头连项痛，病在太阳经；头颞或一侧头痛者，病在少阳经。凡发病急、病程短、头痛较剧、痛无休止者，多为外感头痛，属实证；凡病程较长、头痛较缓、时痛时止者，多为内伤头痛，属虚证。

胸痛：多反映心、肺病变。胸痛，伴壮热面赤，咳喘气粗，多属肺实热证；胸痛，伴身热，咳吐脓血腥臭痰者，为肺痈；胸痛，伴潮热盗汗，咳痰带血者，属肺阴虚证或肺结核等；胸痛憋闷，痛引肩背，为胸痹；胸背彻痛如针刺刀绞，面色青灰，脉微欲绝，为真心痛。

胁痛：多反映肝胆的病变。胁肋胀痛，抑郁叹气者，属肝郁气滞；胁肋灼痛，面红目赤者，属肝胆火盛；胁肋灼痛，口苦口干者，属肝胆湿热；胁肋刺痛，或胁下可触及肿块，固定而拒按，夜间尤甚者，属肝血瘀阻。

脘痛：胃脘疼痛主要反映胃的病变。一般进食后痛势加剧者，多属实证；进食后疼痛缓解者，多属虚证。胃脘冷痛，得温痛减、遇寒加剧者，为寒邪犯胃；胃脘灼痛，消谷善饥者，为胃火炽盛；胃脘隐痛，喜暖喜按，呕吐清水，属胃阳虚；胃脘灼痛嘈杂，饥不欲食，舌红少苔，属胃阴虚。

腹痛：脐以上部位疼痛为大腹痛，多属脾胃病变；脐以下至耻骨毛际以上部位疼痛为小腹痛，多属膀胱、大小肠及胞宫病变；小腹两侧疼痛为少腹痛，多属肝胆病变。大腹隐痛，喜温喜按，食少便溏者，多属脾胃虚寒；小腹胀满而痛，小便频急涩痛者，多属膀胱湿热；少腹冷痛拘急，可因寒凝肝脉而致。

（4）问饮食口味：指询问病理情况下的口渴、饮水、食欲、食量、口味等情况。可以诊察病人体内津液的盈亏、脾胃的盛衰，判断病势的进退以及疾病的寒热虚实等情况。

1）问口渴与饮水：口渴与否反映了津液盛衰及输布情况。口不渴，为津液未伤，多见于寒证、湿证，或见于无明显燥热的病证；口渴，为津液已伤，多见于燥证、热证。大渴喜冷饮，伴壮热面赤，为热盛伤津；口渴多饮，伴小便量多，多食消瘦，为消渴病。渴不多饮，身热不扬，头身困重，属湿热证；口干，但欲漱水而不欲咽，属内有瘀血。

2）问食欲与食量：食欲是对进食的要求和进食的欣快感觉。食量是指进食的实际数量。重在了解脾胃功能的盛衰。食少纳呆，兼腹胀便溏乏力，多属脾胃虚弱；食少纳呆，伴脘痞身重苔腻，多由湿邪困脾所致。厌食脘胀，嗳气酸腐，为食滞内停；纳少厌油腻，身目发黄，为肝胆湿热。消谷善饥，烦渴多饮，多为胃火炽盛；饥不欲食，胃中嘈杂，常为胃阴不足所致。危重病人，本来毫无食欲，突然索食，食量大增，称为"除中"，因胃气衰败所致，是假神的表现之一。

3）问口味：口味指口中的异常味觉或气味。口淡无味，多是脾胃气虚；口甜而黏腻，多属脾胃湿热；口中泛酸，多因肝胃郁热；口苦，多属热；口中酸腐，多为伤食；口咸，多属肾虚及寒证。

（5）问二便：是询问病人大小便的有关情况，如大小便的颜色、性状、气味、便量、便次、排便感觉及兼症等。问二便可了解消化功能和水液的盈亏、代谢情况，亦可判断病变所在脏腑及病性的寒热虚实。

1）问小便：主要询问尿次、尿量、排尿感觉异常。

*尿量异常：尿量增多，常见于虚寒证及消渴病；尿量减少，常见于热盛伤津或水湿内停。

*尿次异常：小便频数，多属下焦湿热或肾气不固；小便不通，点滴而出称为"癃"，点滴不出称为"闭"，合称"癃闭"，多因湿热下注、瘀血或结石阻滞、肾阳不足所致。

排尿感异常：小便涩痛，多因湿热蕴结膀胱所致；小便失禁，多属肾气不固或下焦虚寒；遗尿（在睡眠中尿液自行排出，又称"尿床"），属肾气不足，膀胱失约。尿后余沥不尽，多见于老年或久病体虚，肾气不固。

2）问大便：异常大便主要包括便次、便质、排便感觉的异常。

*便次异常：便秘：大便干结不通，排便时间延长，便次减少，或排便艰涩不畅。新病大便秘结，伴见腹痛或发热，多属实证、热证；久病、老人、产后便秘，多属津亏血少或气阴两虚。

*泄泻：便次增加，质地稀薄，甚至质稀如水。大便溏泄，伴纳呆腹胀，多为脾胃虚弱；黎明前腹痛泄泻，泄后则安，多为脾肾阳虚；腹痛泄泻，泻后痛减，脘闷嗳腐，属伤食。

*便质异常：完谷不化：大便中含有较多未消化食物。常见于命门火衰或脾胃虚寒。

溏结不调：大便时干时稀。常见于肝郁脾虚、肝脾不调。

脓血便：大便中夹黏液脓血，里急后重，多见于痢疾。另外，若先便后血，便血紫暗，为远血；先血后便，为近血。

排便感异常：肛门灼热：排便时肛门部有灼热感。常见于大肠湿热，或热结旁流，热迫直肠所致。

里急后重：腹痛窘迫，时时欲便，肛门重坠，排便不爽，多为湿热痢疾。

肛门气坠：肛门部有下坠感，甚至出现脱肛。多因中气虚弱或久痢久泻。

排便不爽：排便不通畅，有滞涩艰难之感。常见于湿热蕴肠，或肝气犯脾，伤食泄泻。

大便失禁：大便不能随意控制，甚至便出而不自知。多见于久病久泻，脾肾虚衰；神志昏迷者亦可见大便失禁，但不一定是脾肾虚损。

（6）问睡眠：主要了解睡眠时间的长短、入睡的难易、是否易醒、有无多梦等情况，可测知人体卫气的循行、阴阳的盛衰、气血的盈亏及心肾的功能。睡眠异常主要有失眠和嗜睡。

1）失眠：又称不寐或不得眠。不易入睡，心烦多梦，潮热盗汗，腰膝酸软，属心肾不交；睡后易醒，心悸，纳少乏力，属心脾两虚；失眠而夜卧不安，脘闷嗳气腹胀，属食滞内停。

2）嗜睡：也称多寐。困倦嗜睡，伴身重脘闷，属痰湿困脾；饭后困倦易睡，嗜睡，兼神疲倦怠，食少纳呆，多由脾气虚弱所致。

（7）问经带

1）问月经：月经是指健康而发育成熟的女子，胞宫周期性出血的生理现象。女性多在14岁左右月经初潮，到49岁左右绝经。月经周期一般为28天左右，行经3～5天，经量中等（一般为50～100ml），经色正红，经质不稀不稠，不夹血块。问月经，应注意询问初潮、末次月经及绝经年龄、月经周期、行经天数、经量、经色和经质，有无痛经、闭经等，可以了解相关脏腑的功能状况及气血的盛衰运行。

经期：月经先期，多为气虚失摄或血热妄行；月经后期，多因精血亏虚或邪气阻滞；月经先后不定期，多因肝气郁滞或脾肾虚损。

经量：月经量多，其色红而稠者为实证、热证，其色淡质稀为气虚证；月经量少，多是精血亏少或寒凝血瘀所致；闭经，多属肝肾不足、气血虚弱或气滞血瘀。

经色和经质：经色淡红质稀，多属气虚或血少；经色深红质稠，多属血热；经色紫黯夹有血块，多属血瘀。

痛经：又称经行腹痛。若经前或经期小腹胀痛或刺痛，多属气滞或血瘀；小腹冷痛，得温痛减者，多属寒凝或阳虚；经期或经后小腹隐痛，多属气血两虚。

2）问带下：带下是指健康女性阴道分泌的少量白色透明、无臭的分泌物，称生理性带下，俗称白带。问带下，应注意询问带下的量、色、质和气味等情况。

带下量多，色白质稀如清涕，淋漓不断，多属脾肾阳虚，寒湿下注；带下色黄质黏，气味臭秽者，多属湿热下注。

（8）问小儿：除一般问诊内容外，还应结合小儿的特点，主要了解出生前后的情况、喂养史、生长发育史、预防接种史、传染病史和家族遗传病史等。询问病情时，尤应注意发病时有无受惊、伤食、受寒等情况。

5.既往史　主要包括患者平素身体健康情况及过去的患病情况。

（1）既往健康情况：平素的健康状况可能与其现患疾病有一定的关系，故对分析判断现发疾病的病情具有重要参考价值。如素体健壮，现患疾病多为实证；素体虚弱，现患疾病多为虚证。

（2）既往患病情况：病人过去曾患过何种疾病；是否接受过预防接种；有无药物或其他物品过敏；做过何手术治疗等。

6.个人生活史　包括患者的生活经历、饮食习惯、精神情志、婚姻生育史等。

7.家族史　询问患者的家庭成员，对于遗传性疾病或传染性疾病判断有重要参考价值。

第四节　切　诊

切诊，包括脉诊和按诊，是医生用手对患者体表的一定部位进行触、摸、按、压，借以了解病情，辨别病证的方法。

一、脉　诊

脉诊，又称"切脉"，是医生以手指切按患者动脉，体验脉动应指形象，以了解病情、判断病证的方法。

脉象是脉动应指的形象。人体的血脉贯通全身，内连脏腑，外达肌肤，运行气血，周流不息，因此脉象能够反映全身脏腑功能、气血、阴阳的情况。

临床上诊脉可以察知病位、病性、邪正关系、病情轻重及其预后。

★（一）脉诊的部位

脉诊常用"寸口诊法"。寸口又称气口、脉口，位于手腕后桡动脉搏动处。寸口脉为手太阴肺经原穴——太渊穴所在之处，是脉之大会，能够反映五脏六腑的气血状况。

寸口脉分寸、关、尺三部。通常以腕后高骨处（桡骨茎突）为标记，其内侧部位即为关，关前（腕侧）为寸，关后（肘侧）为尺（图2-2）。两手合而为六部脉，分候相应脏腑，即左寸候心，左关候肝胆，左尺候肾。右寸候肺，右关候脾胃，右尺候肾（命门）。即左候心肝肾，右候肺脾命。

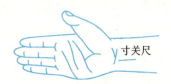

图2-2 脉诊寸关尺部位示意图

★（二）脉诊方法

诊脉前，保持诊室安静，先让病人休息片刻，使呼吸调匀。

1. 体位 病人取坐位或仰卧位，腕背垫脉枕，掌心向上，和心脏近于同一水平。

2. 布指 先以中指定关位，示指按寸位，环指按尺位，三指呈弓形，指头平齐，以指目切按脉体（图2-3）。布指的疏密依病人手臂长短及医生手指的粗细而调整。小儿寸口部位较短，多用一指定关法诊脉。

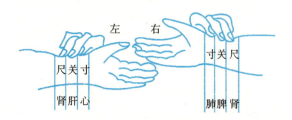

图2-3 诊脉布指示意图

3. 运指 指布指后，运用指力的轻重、挪移及布指变化以体察脉象。寸关尺三部，每部均有浮中沉三候，共称三部九候。

举：用轻指力切在皮肤上称为举，即浮取或轻取。

寻：用力不轻不重称为寻，即中取。

按：用重力切按筋骨间称为按，即沉取或重取。

4. 时间　医生自然均匀呼吸，以自己的一呼一吸（即一息）去计算病人的脉搏至数，一般一息四五至（60～90次/分）为正常。切脉时间一般不低于1分钟，以3～5分钟为宜。

（三）正常脉象

正常脉象亦称平脉、常脉，其基本形象是：三部有脉，一息四五至，不浮不沉，不大不小，来去从容，和缓有力，节律一致，尺部沉取有一定力量。正常脉象可因性别、年龄、体格、情绪、劳逸、饮食、季节气候、地理、环境等因素而产生相应的生理性变化。

少数人的脉不见于寸口，而从尺部斜向手背，称斜飞脉；若脉出现在寸口的背侧，称反关脉，均为生理性变异现象，不属病脉。

（四）常见病脉与主病

常见病脉与主病见表 2-3。

表 2-3　常见病脉的脉象及主病

脉名	脉象	主病
浮脉	轻取即得，重按稍减而不空	表证，虚证
沉脉	轻取不应，重按始得	里证
迟脉	脉来缓慢，一息不足四至	寒证
数脉	脉来急促，一息五至以上	热证
虚脉	三部脉举之无力，按之空虚	虚证。多见于气血两虚
实脉	三部脉举按皆有力	实证
洪脉	脉体宽大，状若波涛汹涌，来盛去衰	气分热盛
细脉	脉细如线，但应指明显	气血两虚，诸虚劳损，湿证
濡脉	浮而形细势软，不任重按，重按不显。如按水中棉花	诸虚，湿证
涩脉	脉细而迟，往来艰涩不畅，如轻刀刮竹	气滞血瘀，精伤血少
滑脉	往来流利，应指圆滑，如珠走盘	痰饮，食滞，实热证
弦脉	端直而长，如按琴弦	肝胆病，痛证，痰饮
紧脉	脉来绷急，状如牵绳转索	寒证，痛证
促脉	脉来急数，时有一止，止无定数	阳热亢盛，气血痰食瘀滞
结脉	脉来迟缓，时而一止，止无定数	阴盛气结，寒痰瘀血证
代脉	脉来缓慢，时而一止，止有定数，良久复来	脏气衰微，风证、痛证

（五）相兼脉与主病

由于疾病是一个复杂的过程，可由多种致病因素相兼致病，疾病中邪正斗争的形势会不断变化，因而脉象也常是两种或两种以上的脉象兼夹出现。凡两个或两个以上脉象相兼出现的脉，称为"相兼脉"或"复合脉"。这些相兼脉象的主病，一般就是各组成脉象主病的总和（表2-4）。

表2-4　常见相兼脉及主病

脉象	主病
浮紧	表寒证
浮数	表热证
沉迟	里寒证
沉弦	肝郁气滞，水饮内停
沉涩	血瘀
弦数	肝热，肝火
滑数	痰热，痰火
洪数	气分热盛
弦细	肝肾阴虚，血虚肝郁，肝郁脾虚
细数	阴虚火旺
弦滑数	肝火挟痰，风阳上扰，痰火内蕴

二、按　诊

按诊是医生用手触、摸、按、压病人患者的肌肤、手足、脘腹及其他病变部位，以了解局部的冷热、润燥、软硬、压痛、肿块或其他异常变化来诊察病情的方法。按诊可推断病变部位、性质及病情轻重。

（一）按虚里

虚里即心尖搏动处，位于左乳下第4、5肋间，乳头下稍内侧。反映宗气的盛衰。正常为按之应手，动而不紧，缓而不急，节律清晰一致，一息四五至，是心气充盛，宗气积于胸中的表现。若按之其动微弱者为宗气内虚，或为支饮。若动而应衣为宗气外泄。若洪大不止或微而不应，为危重之象。

（二）按肌肤

按肌肤主要是了解寒热、润燥、肿胀等。肌肤灼热为热证，清冷为寒证；肌肤湿润，多为汗出或津液未伤，干燥者多为无汗或津液已伤；肌肤甲错,为内有瘀血;按之凹陷不起者为水肿,随手而起者是气肿。

(三)按脘腹

按脘腹主要是审查有无压痛及包块。脘腹疼痛,按之痛减,局部柔软者,为虚证;按之痛剧,局部坚硬者,为实证。腹中肿块推之不移,痛有定处,按之有形,为癥积,病属血分;肿块推之可移,痛无定处,聚散不定,为瘕聚,病属气分。

(四)按手足

手足俱冷者,属寒证,多为阳虚或阴盛;手足俱热者,属热证,多为阴虚或阳盛。手足心热,多为内伤发热;若额上热甚于手心热者,为表证;手心热甚于额上热者,为里证。

【模拟试题测试,提升应试能力】

一、名词解释

1. 得神 2. 少神 3. 失神 4. 假神 5. 神乱 6. 谵语 7. 郑声 8. 独语 9. 狂言 10. 言謇 11. 斑疹 12. 少气 13. 气短 14. 喘 15. 嗳气 16. 主诉 17. 除中 18. 壮热 19. 盗汗 20. 绝汗 21. 战汗 22. 里急后重 23. 肛门气坠 24. 癃闭 25. 相兼脉

二、填空题

1. 望神时应重点观察_____、_____、气色和体态。

2. 病色的特征是_____、_____。

3. 面色青,多主_____证、_____证、_____证及_____。

4. 舌苔的润燥主要反映体内_____和_____情况。

5. 病人自汗与盗汗并见,常提示_____。

6. 绞痛多因_____,或因寒邪凝滞气机所致。

7. 按诊手法主要有_____四种。

8. 自觉怕冷取暖后可以缓解者,称_____,多因_____所致。

9. 寸口诊法中的三部是指_____。

10. 寸口诊法中的三候是指_____。

11. 脉有神气的主要特征是应指柔和有力、_____。
12. 血瘀证的临床表现以_____、_____、出血和舌紫脉涩为主症。
13. 黄苔，多主_____证、_____证。其中，深黄为_____，焦黄为_____。
14. 正常舌象的特征是_____。
15. 哮的临床特征是_____。
16. 观察舌象了解体内津液情况，主要依据_____。
17. 舌红苔黄燥，见于_____。
18. 盗汗的特征是_____。
19. 假神最主要的特征是_____。
20. 在五色主病中，黄色的主病是_____。
21. 脉有胃气最主要的特征是_____。
22. 痰浊内盛的舌、脉特征是_____。
23. 促脉与结脉的主要区别在于_____。
24. 湿邪导致疼痛的特征是_____。
25. 常色的特征是_____。
26. 血虚病人的面色可见_____。
27. 亡阳证汗出的特征是_____。
28. 舌苔的薄厚主要反映_____。
29. 腻苔常见于_____、_____、_____。
30. 脉诊常用_____。
31. 弦脉的主病是_____、痛症、痰饮、疟疾。
32. 胃脘灼热，多食易饥，渴喜冷饮，牙龈红肿，便秘溲黄，舌红苔黄，脉滑数。脏腑辨证结论是_____。
33. 节律不齐而有歇止的脉象有_____三种。
34. 带下量多，色白质稀如清涕，淋漓不断，多属脾肾阳虚，_____；带下色黄质黏，气味臭秽者，多属_____。
35. 消谷善饥，烦渴多饮，多为_____；饥不欲食，胃中嘈杂，常为_____所致。

三、选择题

1. 在病情观察中，中医的"四诊"方法是

A. 视、触、叩、听　　B. 望、触、问、切　　C. 望、闻、问、切
D. 望、摸、按、切　　E. 触、摸、叩、听

2. 下列哪项不是得神的表现

A. 目光精彩　　　　B. 神志清楚　　　　C. 颧赤如妆
D. 形丰色荣　　　　E. 呼吸调匀

3. 下列哪项不是失神的表现

A. 目无精彩　　　　B. 形羸色败　　　　C. 呼吸微弱
D. 神志昏迷　　　　E. 壮热面赤

4. 失神的病人，本不能食，突然能食，此为

A. 神志异常　　　　B. 无神　　　　　　C. 少神
D. 假神　　　　　　E. 得神

5. 下列哪项属于神气不足的表现

A. 精神不振　　　　B. 两目晦暗　　　　C. 面色无华
D. 形体羸瘦　　　　E. 动作迟钝

6. 下列哪项非邪盛神乱的失神表现

A. 壮热烦躁　　　　B. 神昏谵语　　　　C. 呼吸气微
D. 两手握固　　　　E. 牙关紧闭

7. 假神最主要的病理机制是

A. 气血不足，精津亏损

B. 机体阴阳失调

C. 脏腑虚衰功能低下

D. 精气衰竭，阴不敛阳，虚阳外越

E. 阴盛于内，格阳于外

8. 病人突然昏倒，口吐涎沫，四肢抽搐，醒后如常，可见于

A. 狂病　　　　　　B. 痫病　　　　　　C. 癫病
D. 脏躁　　　　　　E. 以上都不是

9. 患者淡漠寡言，闷闷不乐，精神痴呆，喃喃自语，哭笑无常。多属

A. 癫病　　　　　　B. 痫病　　　　　　C. 狂病
D. 郁症　　　　　　E. 以上都不是

10. 两手撮空是

A. 中风先兆　　　　B. 关节疼痛　　　　C. 病危失神

D. 烦躁不安　　　　　E. 狂病

11. 午后颧红属于
A. 阴虚内热　　　B. 阳明实热　　　C. 外感风热
D. 真寒假热　　　E. 虚阳上越

12. 以下哪项不是面色发青所属病证
A. 痛证　　　　　B. 寒证　　　　　C. 惊风
D. 血瘀　　　　　E. 痰饮

13. 斑与疹的区别，主要是
A. 形状大小　　　　　　　　B. 颜色深浅
C. 是否高出皮肤，摸之碍手　　D. 邪热轻重
E. 邪正虚实

14. 诊察小儿示指三关部位，可知
A. 病之表里　　　B. 病之虚实　　　C. 轻重预后
D. 病之性质　　　E. 脏腑部位

15. 下列不属于问诊中一般情况内容的是
A. 姓名　　　　　B. 性别　　　　　C. 年龄
D. 职业　　　　　E. 主诉

16. 下列不属于问诊中现在症状内容的是
A. 发病情况　　　B. 病变过程　　　C. 诊治经过
D. 接种疫苗情况　E. 现在症状

17. 下列不属于问诊中个人生活史内容的是
A. 生活经历　　　B. 精神情志　　　C. 饮食嗜好
D. 素体健康状况　E. 起居

18. 午后潮热，身热不扬者属
A. 阴虚潮热　　　B. 骨蒸劳热　　　C. 湿温潮热
D. 阳明潮热　　　E. 气虚发热

19. 半身汗出，是因
A. 风痰阻滞经络　B. 中焦郁热　　　C. 阳气虚损
D. 阴虚火旺　　　E. 以上都不是

20. 多食易饥，兼见大便溏泄者属
A. 胃阴不足　　　B. 脾胃湿热　　　C. 胃火亢盛

D. 湿邪困脾　　　　　E. 胃强脾弱

21. 口干，但欲漱水不欲咽，可见于
A. 阴虚证　　　　　B. 湿热证　　　　　C. 痰饮内停
D. 瘀血阻滞　　　　E. 里寒证

22. 妇女月经先期而来，量多，色深而质稠，多属
A. 气虚不能摄血　　B. 肝气郁滞　　　　C. 血热内迫
D. 瘀血积滞　　　　E. 寒凝血滞

23. 妇女带下色白，清稀如涕，无臭味，多属
A. 脾虚湿注　　　　B. 冲任亏虚　　　　C. 肝经郁热
D. 湿热下注　　　　E. 以上都不是

24. 下述何项与微热无关
A. 气虚　　　　　　B. 胃肠热盛　　　　C. 疰夏
D. 气阴两虚　　　　E. 阴虚

25. 肝郁气滞胸胁疼痛的特点是
A. 隐痛　　　　　　B. 绞痛　　　　　　C. 胀痛
D. 灼痛　　　　　　E. 重痛

26. 脾胃虚弱而致脘腹疼痛的特点是
A. 隐隐作痛　　　　B. 痛如刀绞　　　　C. 冷痛喜温
D. 胀满疼痛　　　　E. 走窜不定

27. 消谷善饥是
A. 脾胃虚弱　　　　B. 肝胆湿热　　　　C. 胃阴不足
D. 胃火炽盛　　　　E. 虫积腹中

28. 下述何项不属大肠湿热
A. 泻下黄糜　　　　B. 下利脓血　　　　C. 肛门灼热
D. 大便先干后稀　　E. 里急后重

29. 下述不是泄泻原因的是
A. 肾阳虚衰　　　　B. 肾阴亏损　　　　C. 肠胃积滞
D. 大肠湿热　　　　E. 脾胃虚弱

30. 肝阳上亢的头痛特点是
A. 刺痛　　　　　　B. 胀痛　　　　　　C. 重痛
D. 空痛　　　　　　E. 酸痛

31. 睡时汗出，醒后汗止者是
A. 自汗　　　　　　B. 盗汗　　　　　　C. 大汗
D. 战汗　　　　　　E. 头汗

32. 下列哪项不是引起痛经的主要原因
A. 气滞血瘀　　　　B. 湿热蕴结　　　　C. 寒凝胞宫
D. 气血两虚　　　　E. 痰湿内阻

33. 小儿示指络脉色红的，多属
A. 热证　　　　　　B. 外感表证　　　　C. 虚证
D. 惊风　　　　　　E. 正常表现

34. 小儿指纹色深暗滞者，多属
A. 表证　　　　　　B. 里证　　　　　　C. 虚证
D. 实证　　　　　　E. 寒证

35. 痰黄黏稠成块者，属于
A. 热痰　　　　　　B. 寒痰　　　　　　C. 风痰
D. 燥痰　　　　　　E. 湿痰

36. 痰白滑而量多，易咳出者，属
A. 热盛伤津　　　　B. 寒伤阳气　　　　C. 肝风挟痰
D. 脾虚湿聚　　　　E. 肺痈

37. 呕吐物秽浊酸臭，多属
A. 寒呕　　　　　　B. 热呕　　　　　　C. 食积
D. 痰饮　　　　　　E. 湿热

38. 呕吐物酸腐夹杂不消物食物，多属
A. 肝胃郁热　　　　B. 热呕　　　　　　C. 食积
D. 寒呕　　　　　　E. 痰饮

39. 肝胆湿热之呕吐物常为
A. 吐物酸腐　　　　B. 吐清稀痰涎　　　C. 吐黄绿苦水
D. 呕吐鲜血夹食物残渣　E. 呕吐清水痰涎

40. 脏腑在舌面上的划分，舌中部候
A. 心肺　　　　　　B. 脾胃　　　　　　C. 肝胆
D. 肾　　　　　　　E. 三焦

41. 下列有关舌诊的注意事项叙述不正确的是

A. 饮食常使舌苔形色发生变化

B. 秋季多薄而腻

C. 老年人舌多现裂纹

D. 小儿易患舌疾

E. 晨起舌苔多较厚

42. 下列舌象为正常舌的是

　　A. 红舌　　　　　　B. 淡红舌　　　　　C. 淡白舌

　　D. 紫舌　　　　　　E. 猪腰舌

43. 下列不属于正常舌象的是

　　A. 舌体柔软　　　　B. 舌质淡红　　　　C. 舌质娇嫩

　　D. 舌苔薄白　　　　E. 以上都不是

44. 外感表证初起，常见

　　A. 淡白舌　　　　　B. 淡红舌　　　　　C. 红舌

　　D. 青舌　　　　　　E. 绛舌

45. 主气血两亏的舌色是

　　A. 绛舌　　　　　　B. 淡红舌　　　　　C. 紫舌

　　D. 淡白舌　　　　　E. 红舌

46. 下列舌质与热证最无关的是

　　A. 红舌　　　　　　B. 紫舌　　　　　　C. 肿胀舌

　　D. 胖嫩舌　　　　　E. 淡红舌

47. 温病热入营血时，舌色应为

　　A. 红舌　　　　　　B. 淡红舌　　　　　C. 紫舌

　　D. 淡白舌　　　　　E. 绛舌

48. 下列异常舌态，哪一种是中风或中风先兆

　　A. 歪斜舌　　　　　B. 痿软舌　　　　　C. 短缩舌

　　D. 纵舌　　　　　　E. 强硬舌

49. 芒刺是指

A. 鼓起于舌面的红色、白色或黑色星点

B. 舌面上的软刺及颗粒增大如刺，摸之刺手

C. 舌面上出现大小、形状不一的青紫或黑色斑点，不突出于舌面

D. 舌面上有多少不等、深浅不一、形态明显的裂沟

E. 舌苔焦黑起刺

50. 舌淡白不胖较嫩而有齿痕多提示
    A. 阴虚　　　　　　B. 阳虚　　　　　　C. 气虚
    D. 血虚　　　　　　E. 精亏

51. 以下不属于病理舌态的是
    A. 肿胀　　　　　　B. 痿软　　　　　　C. 短缩
    D. 歪斜　　　　　　E. 强硬

52. 下列不属于望舌形内容的是
    A. 点刺　　　　　　B. 老嫩　　　　　　C. 裂纹
    D. 齿痕　　　　　　E. 歪斜

53. "镜面舌"的主病是
    A. 胃阴耗竭　　　　B. 胃气大伤　　　　C. 胃之气阴大伤
    D. 脾胃气虚　　　　E. 肾阴枯竭

54. 腻苔的特征是
    A. 苔质疏松粗大而厚　B. 舌苔水滑　　　　C. 苔质细腻致密
    D. 苔质颗粒不清　　　E. 以上都不是

55. 舌诊中反映疾病寒热性质的是
    A. 苔色的变化　　　B. 舌苔的多少　　　C. 苔质的润燥
    D. 苔垢的腐腻　　　E. 舌质颜色的变化

四、问答题

1. 试述虚证失神的特征表现及临床意义。
2. 试述假神的特征表现及临床意义。
3. 何谓假神？假神与重病好转如何鉴别？
4. 简述黄色的主病和分类主病。
5. 简述赤色的主病和分类主病。
6. 简述正常舌象的特征及望舌的主要内容（或舌象分析要点）。
7. 怎样区别薄苔厚苔？辨舌苔厚薄有何意义？
8. 试述黄苔厚薄燥腻等苔质变化的意义。
9. 简述喘与哮的特征及区别。
10. 何谓自汗、盗汗？各有何临床意义？
11. 简述虚证、实证疼痛产生的机理及临床特征。

12. 简述洪脉、细脉的脉象特征及临床意义。
13. 简述滑脉、涩脉的脉象特征及临床意义。
14. 简述弦脉、弱脉、微脉的脉象特征及临床意义。
15. 何谓望神？有神的主要表现是什么？
16. 问二便应问清哪些情况？意义何在？

（刘永芬）

第三章

方药知识及护理

【学习内容提炼，涵盖重点考点】

第一节 方药的基本知识

一、药物的性能

*（一）四气五味

1. **四气** 是指药物具有寒热温凉四种药性，四性之外还有平性。四气的作用是：①寒凉药：清热泻火解毒，用于阳热证。②温热药：温中散寒回阳，用于阴寒证。

2. **五味** 是指药物有酸、苦、甘、辛、咸五种不同的味道。此外，还具有淡味或涩味。五味的作用是：①辛：能散、能行，有发散、行气、行血等作用。②甘：能补、能和、能缓，有补虚、和中、调和药性、缓急止痛的作用。③酸：能收、能涩，具有收敛固涩的作用，用于各种滑脱证。④涩：同酸味。⑤苦：能泄、能燥、能坚。其中，泄即泻下通便，清热泻火，降泄肺气；燥即苦寒燥湿，用于湿热证即苦温燥湿，用于寒湿证；坚即泻火存阴。⑥咸：能软、能下，有软坚散结，泻下的作用。⑦淡：能渗、能利，具有利水渗湿的作用。

（二）升降浮沉、归经、有毒与无毒

1. 升降浮沉　是指药物对人体的作用有不同的趋向性。①升即上升提举，趋向于上。②降即下达降逆，趋向于下。③浮即向外发散，趋向于外。④沉即向内收敛，趋向于内。

2. 作用　①升浮药：主上行、向外，具有发表、散寒、涌吐、开窍等作用。②沉降药：主下行、向内，具有潜阳、降逆、清热、渗湿、泻下、收敛等作用。

3. 归经　是指药物对人体十二正经中的某经或某几经发生明显作用，而对其他经作用较小或无作用。归经是指药物对机体的药效所在。

4. 有毒与无毒　毒性即药物的偏性和药物的毒副作用。掌握药物毒性，在临床用药时应避免药物的毒性反应，注意有毒药的用量，避免中毒。

二、方剂的基本知识

方剂是在辨证立法的基础上，根据病情的需要，利用药物的七情，规定必要的药量，并制成一定的剂型，配伍成方。

（一）方剂的组成

1. 方剂的组成原则　分为"君、臣、佐、使"四部分，现多用"主、辅、佐、使"来进行概括。①"君"药，即主药，是针对主证或病因而起主要治疗作用的药物；②"臣"药，即辅药，是协助主药更好地发挥作用的药物；③"佐"药，又称兼制药，是协助主药治疗兼证，或监制主药以消除某些药物的毒性和烈性，或起反佐作用的药物；④"使"药，又称引和药，是直达病所用的引经药，或对各药起调和作用的药物。

2. 方剂的组成变化　不同的病人，不同的疾病都存在着"证"的差异，如病情的轻重、体质的虚弱，以及地土方位、气候炎凉和年龄性别等不同因素。因此在使用成方时，必须根据具体情况，灵活地予以药味、药量、剂型等方面的加减化裁运用。

3. 常用剂型　汤剂、散剂、丸剂、膏剂、丹剂、酒剂、茶剂、冲剂、片剂、糖浆剂、口服剂、注射剂等。

★（二）药物的煎煮法

1. 容器　砂锅、砂罐。白色搪瓷、不锈钢器皿。忌铜、铁、铝等金属。

2. 用水　一般生活用水。头煎水量为药物适当加压后液面淹没药物 2～3cm，二煎水量为淹没药物 1～2cm。一次加足，中途不加水。

3. 煎前浸泡　一般药物冷水浸泡 20～30 分钟，籽实类为主的可浸 1 小时，夏季宜缩短时间。

4. 火候　先武火后文火；头煎沸腾后文火煎 30 分钟，二煎 20 分钟。解表芳香类沸后文火 10～15 分钟，矿物、甲、角、贝及补益类宜文火久煎 1 小时。

5. 煎煮次数及取药　一般煮两次，个别煎煮三次；两次以上，煎好后，应用纱布过滤取汁，总药量 250ml 左右，儿童减半。

6. 特殊煎法　包括先煎、后下、包煎、另煎、烊化、冲服等。

7. 给药时间　一般药，进食前后 2 小时；急性病及时、多次；滋补、开胃药饭前；消食及对肠胃有刺激药饭后；安神、通便睡前；驱虫攻逐药清晨空腹；调经经前数日，经后停药；解表随时服。

8. 给药方法　一般药，每日一剂，分两服或三服；急性、高热、危重每日酌服 2～3 剂；汗、泻药中病即止；呕吐者少量频服或先服姜汁止呕；口腔、咽喉病缓慢频服或随时含服；神昏者鼻饲；中成药按说明服。

9. 服药温度　一般药，宜温服；寒证用热药宜热服；热证用寒药宜凉服；凉血止血药宜冷服；解表、透疹类宜热服。

第二节　用药护理的基本原则

★（一）汗法的护理

1. 热服，服后卧床加衣被并啜热饮助药力。

2. 微汗为宜，邪去为度。多则伤津亡阳，少则邪不去。暑天汗轻，寒冬汗重。虚证汗缓，体实汗峻。汗出过多时用干、热毛巾擦干，避风寒。

3. 服汗药时禁用解热镇痛类西药。

4. 饮食宜清淡易消化。忌生冷油腻。

5. 若大汗不止，及时报告医生。

★（二）吐法的护理

1. 分两次服用，头服已吐，根据医嘱，决定是否服第二次。

2. 药后不吐，用压舌板等刺激咽喉催吐。卧床者头偏一侧，避免吐物吸入而窒息。

3. 药后吐不止者，宜根据吐药种类分别处理（巴豆，冷稀粥解；三圣散，葱白煎汤解）。

4. 严重呕吐，观察生命体征和呕吐物色、质、量及有无出血，并作好记录。

5. 呕吐后不宜立即进食，稍后予易消化的素食，忌食生冷、肥甘厚味或黏腻之品。

★（三）下法的护理

1. 寒下剂不可用于里无实热者、孕妇。不宜与辛燥及滋补药同用。

2. 逐水剂有表证者忌服。

3. 攻补兼施剂阴虚阳亢及孕妇忌服，宜空腹温服。

4. 润下剂宜饭前空腹或睡前服。

5. 泻下剂一般宜空腹用，得效即止，防伤胃气。

6. 观察生命体征及病情变化，注意排泄物的色、质、量。若泻下太过，虚脱，及时报告医生。

7. 饮食宜清淡易消化。多食水果蔬菜，忌生冷、油腻、辛辣，烟酒。

★（四）和法的护理

1. 和解少阳忌萝卜。

2. 调和肝脾护情志，使心情舒畅。

3. 饮食宜清淡，忌食油腻、辛辣。

★（五）清法的护理

1. 饭后服药，药后多休息，调畅情志，以助药力。

2. 苦寒易伤阳，注意观察病情，热退药停，免伤脾胃。
3. 饮食素淡，忌黏腻厚味之品。
4. 脾胃虚寒及孕妇禁用或慎用。

★（六）温法的护理

1. 阴虚火旺、失血、炎暑、南方剂量宜轻，中病即止。寒冬、北方、阳虚剂量稍大。
2. 温中祛寒类，药效缓，嘱咐病人坚持服药。
3. 温经散寒类服后应保暖，尤其是四肢及腹部。
4. 回阳救逆类治亡阳昏迷，可鼻饲给药，注意观察病情。
5. 服药中，咽红干痛，为虚火上炎，应停药。
6. 保暖，进温热饮食，忌寒凉生冷、厚腻硬固之品。

（七）消法的护理

1. 不可与补益及收敛药同服，以免降低药效。
2. 观察大便次数和形状，泻下如注或伤津，立即报告医生。
3. 饮食宜清淡，勿过饱。

（八）补法的护理

1. 饭前空腹用药，以利吸收。
2. 壅滞胃气，脾胃虚弱者慎用。
3. 观察精神、面色、体重等变化，随时增减药量。
4. 见效慢，宜坚持服药。
5. 忌萝卜、纤维素多的食物，减缓排泄，增加吸收。

★（九）安神药的服法及护理

1. 病室安静，睡前半小时服。
2. 做好情志护理，睡前消除紧张、激动情绪。
3. 饮食清淡，平和，忌肥甘、辛辣、酒茶刺激；晚饭忌过饱。

【模拟试题测试，提升应试能力】

一、名词解释
1. 中药学 2. 中药的性能 3. 归经 4. 配伍 5. 相畏 6. 君药 7. 剂型 8. 配伍禁忌 9. 臣药 10. 开窍剂

二、填空题
1. 中药就是指在_____指导下，用于预防、治疗、诊断疾病并具有_____和_____作用的药物。

2. 蝉蜕的归经是主归_____经。

3. 解表药中部分药物煎药方法较特殊，其中紫苏入汤剂_____；荆芥入汤剂_____；辛夷入汤剂_____；薄荷入汤剂_____。

4. 补气药的性味以_____或_____为主，其中兼能燥湿者，还可有_____味。

5. 白扁豆的功效是：_____、_____。

6. 理中丸的组成是：_____、_____、_____、_____。

7. 清暑益气汤的功用是：_____、_____、_____、_____。

8. 中药解毒剂的药物是：_____、_____、_____。

9. 芍药汤中属于反佐配伍的药物是：_____。

10. 四物汤配伍特点：_____，_____，_____，_____。

三、选择题
1. 服用消导药以免降低药效，不可同服药是

A. 解表药 B. 清热药 C. 补益药

D. 温里药 E. 安神药

2. 所谓中药的性是

A. 药物属性 B. 药物的归经 C. 药物的升降

D. 药物的浮沉 E. 药物的补泻

3. 辛味能

A. 补 B. 收 C. 散

D. 泄 E. 燥

4. 甘草反

A. 人参 B. 大黄 C. 桂枝

D. 半夏　　　　　　　E. 芫花

5. 人参最怕
A. 五灵脂　　　　　B. 芍药　　　　　　C. 丹参
D. 川乌　　　　　　E. 红花

6. 一种药物能减轻或消除另一种药物的毒性或副作用是
A. 相使　　　　　　B. 相杀　　　　　　C. 相恶
D. 相反　　　　　　E. 相畏

7. 中药汤剂煎前一般浸泡时间是
A. 10～20 分钟　　　B. 20～30 分钟　　　C. 30～40 分钟
D. 40～50 分钟　　　E. 50～60 分钟

8. 矿物类、骨角、贝壳、甲壳类药物煎法是
A. 先煎　　　　　　B. 后下　　　　　　C. 包煎
D. 另煎　　　　　　E. 烊化

9. 乌头反
A. 贝母　　　　　　B. 沙参　　　　　　C. 甘草
D. 海藻　　　　　　E. 生姜

10. 服用发汗解表药同时应禁用或慎用
A. 抗生素　　　　　B. 维生素　　　　　C. 解热镇痛药
D. 抗病毒药　　　　E. 磺胺药

11. 老年体弱者用药量宜
A. 大　　　　　　　B. 小　　　　　　　C. 少
D. 多　　　　　　　E. 重

12. 妊娠者禁用的中药是
A. 莪术　　　　　　B. 甘草　　　　　　C. 人参
D. 大枣　　　　　　E. 党参

13. 凡以利尿渗湿为主要功效的药物，均称为
A. 行气药　　　　　B. 消导药　　　　　C. 泻下药
D. 芳香化湿药　　　E. 利水渗湿药

14. 温里药多具辛热燥烈之性，应忌用或慎用于
A. 寒证　　　　　　B. 湿证　　　　　　C. 虚证
D. 虚热证　　　　　E. 阳虚证

15. 固涩药能
A. 止汗　　　　　　B. 清热　　　　　　C. 泻下
D. 利尿　　　　　　E. 化痰

16. 针对主因或主证起主要治疗作用的药物是
A. 主药　　　　　　B. 辅药　　　　　　C. 使药
D. 佐药　　　　　　E. 寒药

17. 服和解少阳药期间，应忌食
A. 大蒜　　　　　　B. 黄瓜　　　　　　C. 白菜
D. 冬瓜　　　　　　E. 萝卜

18. 服用中药时间宜在进食前后
A. 1 小时　　　　　　B. 2 小时　　　　　　C. 3 小时
D. 4 小时　　　　　　E. 5 小时

19. 中药的煎煮容器，应宜用
A. 铁器　　　　　　B. 铜器　　　　　　C. 铝器
D. 砂器　　　　　　E. 瓷器

20. 药物先煎煮火候是
A. 烈火　　　　　　B. 猛火　　　　　　C. 武火
D. 文火　　　　　　E. 强火

21. 服用寒下剂期间，不能同时服用
A. 清热药　　　　　　B. 辛燥药　　　　　　C. 和解药
D. 利水药　　　　　　E. 消导药

22. 哪些证候应禁用或慎用清热类药物
A. 温热泄泻　　　　　　B. 风热上扰　　　　　　C. 热毒蕴结
D. 肺经热盛　　　　　　E. 脾胃虚寒

23. 易于挥发药物煎煮时宜
A. 先煎　　　　　　B. 后下　　　　　　C. 包煎
D. 另煎　　　　　　E. 烊化

24. 中药汤剂的煎煮用水，一般第一煎用水应超过药面
A. 1～2cm　　　　　　B. 2～3cm　　　　　　C. 3～4cm
D. 4～5cm　　　　　　E. 5～6cm

25. 中药汤剂的煎煮用水，一般第二煎用水应超过药面

A. 1～2cm　　　　　B. 2～3cm　　　　　C. 3～4cm
D. 4～5cm　　　　　E. 5～6cm

26. 补益药宜什么时间服用为佳
A. 饭前　　　　　　B. 饭后　　　　　　C. 早饭
D. 中饭　　　　　　E. 晚饭

27. 作用迅速，服用方便的剂型是
A. 汤剂　　　　　　B. 片剂　　　　　　C. 丸剂
D. 膏剂　　　　　　E. 冲剂

28. 发汗要因时因人而异，暑天炎热应
A. 汗之宜重　　　　B. 汗之宜缓　　　　C. 汗之宜峻
D. 汗之宜轻　　　　E. 以上都不宜

29. 丸剂常用于
A. 急病　　　　　　B. 慢性病　　　　　C. 重病
D. 轻病　　　　　　E. 虚弱病

30. 凡以杀灭或驱除肠道内寄生虫为主要功效的药物是
A. 消导药　　　　　B. 清热药　　　　　C. 驱虫药
D. 止血药　　　　　E. 开窍药

31. 既能解表散寒，又能解鱼蟹毒的药物是
A. 麻黄　　　　　　B. 桂枝　　　　　　C. 香薷
D. 荆芥　　　　　　E. 生姜

32. 治疗夏季乘凉饮冷、阳气被阴邪所遏之阴暑证，宜选用
A. 荆芥　　　　　　B. 香薷　　　　　　C. 桂枝
D. 细辛　　　　　　E. 麻黄

33. 功能止血的药物是
A. 荆芥　　　　　　B. 紫苏　　　　　　C. 防风
D. 麻黄　　　　　　E. 桂枝

34. 功能疏肝解郁的药物是
A. 薄荷　　　　　　B. 牛蒡子　　　　　C. 桑叶
D. 菊花　　　　　　E. 蔓荆子

35. 善祛上半身风湿的药是
A. 羌活　　　　　　B. 白芷　　　　　　C. 藁本

D. 独活　　　　　　　E. 细辛

36. 误服生半夏中毒，应考虑选用＿＿＿＿＿解毒。

A. 麻黄　　　　　　　B. 紫苏　　　　　　　C. 羌活
D. 生姜　　　　　　　E. 白芷

37. 咳嗽痰稠，鼻咽干燥，属燥热伤肺者，治疗宜选用

A. 薄荷　　　　　　　B. 升麻　　　　　　　C. 葛根
D. 蔓荆子　　　　　　E. 桑叶

38. 治疗暑湿泄泻，宜选用的药物是

A. 太子参　　　　　　B. 山药　　　　　　　C. 扁豆
D. 黄芪　　　　　　　E. 党参

39. 治疗卫气不固、表虚自汗，宜选用

A. 西洋参　　　　　　B. 太子参　　　　　　C. 党参
D. 白芍　　　　　　　E. 黄芪

40. 生用解毒通便，制用补血生精的药物是

A. 熟地黄　　　　　　B. 何首乌　　　　　　C. 黄精
D. 当归　　　　　　　E. 阿胶

41. 桂枝汤的功效是

A. 解肌发表、养阴和血　　　　　B. 解肌发表、调和胃气
C. 解肌发表、敛阴和营　　　　　D. 解肌发表、理气和中
E. 解肌发表、调和营卫

42. 具有解表散寒、温肺化饮功效的方剂是

A. 定喘汤　　　　　　B. 苓桂术甘汤　　　　C. 小青龙汤
D. 华盖散　　　　　　E. 五苓散

43. 逍遥散的功效是

A. 疏肝理脾，解郁透热
B. 疏肝行气，活血止痛
C. 疏肝解郁，养血健脾
D. 疏肝行气，清热止痛
E. 疏肝理气，活血止血

44. 四逆汤与通脉四逆汤两方的变化属于

A. 药量增减的变化　　　　　　　B. 药味增减的变化

C. 剂型更换的变化　　　　　　　　D. 随证加减的变化

E. 药物配伍的变化

45. 大黄牡丹汤中的君药是

A. 大黄、牡丹皮　　　B. 大黄、桃仁　　　C. 大黄、冬瓜子

D. 大黄、芒硝　　　　E. 大黄、薏苡仁

46. 具有清胆利湿、和胃化痰功效的方剂是

A. 蒿芩清胆汤　　　　B. 温胆汤　　　　　C. 龙胆泻肝汤

D. 蚕矢汤　　　　　　E. 甘露消毒丹

47. 百合固金汤的功用是

A. 养阴补肺，清热止血

B. 养阴清肺，解毒利咽

C. 滋肾保肺，止咳化痰

D. 滋阴润肺，理气化痰

E. 滋阴补肾，纳气平喘

48. 补中益气汤中君药是

A. 人参　　　　　　　B. 黄芪　　　　　　C. 当归

D. 白术　　　　　　　E. 柴胡

49. 六味地黄丸的功用是

A. 滋阴补肾　　　　　B. 滋阴清热　　　　C. 滋阴填精

D. 滋阴补肝　　　　　E. 滋阴补脾

50. 当归补血汤主治病症的脉象是

A. 脉沉细而涩　　　　B. 脉弦细而散　　　C. 脉洪大有力

D. 脉洪大，但重按无力　E. 脉虚弱迟缓

四、问答题

1. 什么是中药的升降沉浮？

2. 服药温度应如何掌握？

3. 试述解表类药的服法与护理。

4. 发散风热药的功效、适用范围是什么？

5. 应怎样区别使用北沙参和南沙参？

6. 比较杜仲与续断功效的异同。

7. 固涩剂的含义是什么？

8. 说出中药汤剂和散剂的特点。
9. 试述方剂组成的特点。
10. 确定药物用量的一般原则是什么?

(吴国栋)

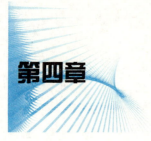

第四章

中医护理基本内容

【学习内容提炼，涵盖重点考点】

第一节 病情观察

一、病情观察的概念

病情观察是通过对患者疾病的历史和现状的了解，对病情做出综合判断的过程。疾病的历史包括患者前后的精神体质状况、环境、可能引起疾病的有关因素等。疾病的现状是指患者当前叙述的最主要、最痛苦的症状。

二、病情观察的基本内容

1. 一般状况 包括神志、精神、体温、脉搏、呼吸、血压、睡眠、饮食、二便、活动等。在病情观察中，这些项目被列为常规项目。

2. 围绕主要症状进行观察，病证在其发展的一定时期，必然会表现出一个或一组主要的，即最突出、最令人痛苦的症状。围绕主要症状进行观察，是病情观察的重点。

3. 舌象和脉象

（1）舌象对临床有十分重要的意义，是病情观察的重要内容。舌象的变化，能迅速而客观地反映正气的盛衰，病邪的深浅，邪气的性质，病情的进展，是判断疾病转归和预后的重要依据。

（2）脉象是中医独特的诊疗疾病方法之一。通过观察脉象，也可以为判断疾病的病位、性质与推断疾病的预后提供重要依据。

（3）但在观察脉象时必须注意病、脉、证合参。在一般情况下，病、脉、证是相符的，但也有不相符的特殊情况。在临床运用中，需要四诊合参后再决定是否"舍证从脉"、"舍脉从证"，还是"脉证合参"。

三、病情观察的方法

1. 听取患者主诉，详细了解病情发展　听取患者详细介绍发病经过、既往史和家族史及现在的病情，包括其发病时间、程度、性质及伴随症状、诱发因素、诊治经过等。如患者不能叙述，就应通过其家属或亲近的人进行了解，也可通过同病室的病友了解其入院后的情况。

2. 深入病室观察，获取准确资料　病情观察时，不能只凭患者诉说或旁人介绍作为观察依据。一定要亲自深入病室详细观察，以便获取及时的资料。

3. 运用四诊的方法，观察病情变化　望、闻、问、切四诊，是了解疾病发生发展变化的四种方法。护理人员在临床工作中应运用四诊的方法，有目的地对病情进行观察和分析，掌握病情变化的资料，从而为制订护理计划，对疾病辨证施护提供依据。

中医的望、闻、问、切四种诊法，是病情观察的基本手法与手段。是中医护理学对病情观察的独特之处。

4. 通过望、闻、问、切四诊所获得的病情资料，运用辨证方法进行分析，进一步地判断与确定疾病性质和部位，为提出护理计划，制订辨证施护的措施而提供依据。

5. 观察治疗与护理效果，及时修改护理计划　在进行病情观察时，不仅要收集有关病情变化的资料，还应观察治疗与护理后的效果如何，以便验证所制订的护理计划是否正确，是否需要进行修改和补充，使护理措施的实施能够符合病情变化的规律。

第二节 生活起居护理

一、生活起居护理的概念

生活起居护理指患者在患病期间，护理人员针对患者的病情分别给予环境上的特殊安排和生活上的合理照料。

二、生活起居护理的目的

在于促进机体阴阳平衡，恢复和保养正气，增强机体抵御外邪的能力，为疾病的治疗和康复创造良好的条件。

三、生活起居护理的方法

（一）顺应四时调阴阳

中医学重视"天人相应"，认为人与自然界是一个统一整体，自然界的各种变化，都会影响到人的生命活动，使之发生相应的变化。因此，顺应四时阴阳变化的自然规律，是患者生活起居不可违背的基本法则之一。

1. **按季节气候不同进行护理** 自然界有春、夏、秋、冬四季变化，人的生理活动也会相应改变。若违背自然界的变化规律，就等于削伐、伤害了生命的根本，对于维护和恢复健康极为不利。对患者进行护理时，要做到春防风，夏防暑，长夏防湿，秋防燥，冬防寒。

春季护理：要防止患者体内阳气过分消耗，对慢性阳虚患者，抓紧春季时间用食物或药物补益阳气，以防止风邪侵袭。

夏季护理：白天当阴居避暑，夜间不贪凉夜露，以防多汗伤津或感受寒凉之邪，并应适当饮用生津止渴的降温饮料。此时体内阳气若无过多损耗，有所储备，则到秋冬寒邪侵扰，预防秋冬发生腹泻、咳喘等证。

秋、冬季护理：应注意防寒保暖，保护患者机体阴津藏而不泄，对慢性阴虚津亏患者，借此季节以来填补阴津，使阴津积蓄，才能预防春夏阳亢之时对阴津的耗散。

一般除冬季外，可以在晨起阳光温煦不烈时行日光浴，通过皮肤与寒冷空气经常接触，锻炼皮肤（以不受凉为宜），可以提高卫气的防御能力，有利于疾病康复。另外，有些疾病易在季节交替时复发或加重，故此时应加强对患者生活的调护。

2. 依昼夜晨昏变化、注重机体阴阳变化规律　一日之中有昼夜晨昏的变化，而人体的生理活动也会随之改变。随着昼夜晨昏阶段的不同，人体阳气在一天中的变化是有一定规律的，即呈现朝胜夕衰的变化规律。患病后机体阴阳失去平衡，自身调节能力减弱，对昼夜的变化反应更加敏感，夜半阳气潜伏于内，邪气活动更加猖獗，病情容易恶化。所以，对一些危重的患者应加强夜间观察，以防出现意外情况。

（二）环境适宜促康复

1. 病室宜安静整洁　安静、整洁的环境，不但能使患者心情愉快，身体舒适，还能使患者睡眠充足，食欲旺盛，有利于恢复健康。出入病室的人员应做到"四轻"，即说话轻、走路轻、关门轻、操作轻。病室内除固定的患者必需用品外，其余物品均不应放置。要保持地面、床、椅等用品的清洁。按要求定时消毒，配套间更要做到清洁、整齐，餐具按时消毒，厕所要做到无臭味，便池、大小便器无污垢，定时消毒，严格做好终末处理。

2. 病室宜经常通风　每日通风的次数和每次持续的时间，应根据季节和室内空气状况而定，但每天至少应通风1～2次。夏季天气炎热，易感暑热，一般宜在上午8～10点通风换气，保持凉爽；冬季气候寒冷，可短时间轮流开窗通风换气。通风时，避免对流风直接吹到患者身上，对身体虚弱或已感受寒邪的患者，要在通风时穿好衣服或盖好被子，避免寒邪侵犯；对刚服用解表发汗药的患者，暂时不宜开窗通风，待汗出热退后，先给患者穿衣盖被或遮挡屏风，再行通风，注意勿使患者汗出当风，以免重感风寒之邪而加重病情。

3. 病室温、湿度要适宜　病室温度一般以18～20℃为宜。温度过高，患者感到燥热，不适，易中暑邪；温度过低，患者感到寒冷，易感受寒邪。不同患者对温度的感觉各异，故应因人而异地调节病室的温度。如老年人、阳虚阴盛之人，多畏寒，室温可稍高些；里热亢盛者，但热不寒，要注意通风，室温可偏低些。

病室相对湿度以 50%～60% 为宜。

湿度过高：汗液的蒸发受阻，患者会感到潮湿气闷，脾虚湿困或因湿邪而致病及风寒湿痹者，尤为敏感，往往会使病情加重，可开窗通风或开门通风，降温除湿。

湿度太低、空气干燥：会使患者口干舌燥，咽喉干痛，尤其是阴虚肺热者，常常会因此而诱发鼻衄、呛咳。病室空气干燥，可以洒水增加湿度，冬天可在暖气上放湿毛巾以提高湿度。

4. 病室光线要适宜　一般病室内要求光线柔和，保持明亮。临床上，应根据时间和患者病情的不同，及时调节室内光线。

中午患者休息时，应拉上窗帘，使光线偏暗，以保证午休。

有眼疾的患者，室内宜用深色窗帘，避免对眼睛的刺激。

感受风寒风湿及阳虚里寒证的患者，室内光线宜充足。

感受暑热之邪的热证、阴虚证、肝阳上亢、肝风内动的患者，室内光线宜稍暗。

长期卧床的患者，尽量安排到靠近窗户的位置，以得到更多的阳光，有利于患者早期康复。

（三）起居有常适劳逸

起居有常指起卧作息和日常生活中的各方面要有一定的规律，并合乎自然界和人体的生理常度。如人们起居应按照"春夏养阳，秋冬养阴"的原则来调摄，与自然界阴阳消长变化规律相适应。医院的作息制度也应寒暑而异，春夏季生活起居护理、查房、服药、治疗、检查等，均可顺时提前一小时，并延长午休，秋冬季恢复正常作息时间。所以护理时，要督促患者按时起居，养成有规律的睡眠习惯，每日睡眠时间不可过长，也不要过短。过长，会导致精神倦怠，气血郁滞；过短，则因睡眠不足而耗伤正气。对失眠的患者，可助其按摩四肢，晚间临睡前用热水泡洗双足，或请医生给予养心安神药或催眠药物。

"久坐伤肉，久卧伤气"，因此在病情允许的情况下，卧床患者要适当翻身更换体位，凡能下地活动的患者，每天都要保持适度的活动，以促进气血流畅，使筋骨坚实，神清气爽，抗御外邪的能力增强，机体功能尽快恢复。

患者的活动要遵循相因、相宜的原则，根据不同的病证、病期、体质、个人爱好以及客观环境等进行散步、打太极拳等活动，但要避免急于求成而进行过量的运动，以防耗气伤津而加重病情。

第三节 饮食护理

一、饮食护理的概念

饮食护理是指在治疗疾病的过程中，根据辨证施护的原则，利用食物自身的特性，对患者进行营养和膳食方面的护理与指导，以补益脏腑，泻实祛邪，调整阴阳，从而提高患者的抵抗能力，加快疾病的恢复。

（一）食物的分类和功效

1. 清热类食物　具有苦寒、甘寒的性质，有清热、泻火、解毒的功效。如苦瓜、冬瓜、丝瓜、西瓜、萝卜、葫芦、莴笋、茶叶、绿豆及动物的胆等，常用于实热证的调护，但寒性食物易损伤阳气，故阳气不足、脾胃虚弱患者应慎用。

2. 清补类食物　具有寒凉性质，有清虚热，泻虚火的功效。如鸭、鹅、甲鱼、豆腐、薏米、黑芝麻、豆芽、梨、甘蔗、莲子、海带、菠菜、白菜、银耳、冰糖等，常用于虚热证的调护，素体阳虚者应慎用。

3. 温补类食物　具有温热性质，有温中、助阳、散寒的功效。如羊肉、狗肉、鸡、鸽子、鲤鱼、粳米、核桃、桂圆、荔枝、红糖等。常用于寒性病证的调护，热证和阴虚火旺者应慎用或禁用。

4. 平补类食物　所谓"平"，是指这类食物没有明显的寒、凉、温、热之偏性，其性较平和，具有补益、和中的功效。如牛肉、猪肉、鸡蛋、墨鱼、蚕蛹、蚕豆、扁豆、山药、莲肉、黑木耳、花生、胡萝卜、黄花菜等。适用于各类患者，尤其是疾病的恢复期。

5. 辛散类食物　具有辛温或辛热的性质，有发散、行气的功效。如生姜、大蒜、花椒、芫荽、淡豆豉、茴香、苏叶、桂枝、白酒等。常用于各种阴寒之证。

另外，有些食物易于诱发旧病，尤其是诱发皮肤疾病，如禽畜类中的猪头、鸡头，水产品类中的虾、蟹等，故外科疮疡及各种皮肤病尤当注意。

二、饮食护理的基本原则

1. 饮食有节，食有定量 "节"，一是指节制饮食量，不可过饥过饱，过饥则气血来源不足，正气不足则无以驱邪，久之气血亏损而生他病，过饱则脾胃之气受损。二是指节律，机体消化食物有一定生理节律，所以饮食要有规律，养成三餐定时、定量的好习惯，遵循"早吃好，午吃饱，晚吃少"的原则，切忌暴饮暴食，以免伤及脾胃。

2. 调和四气，谨和五味 饮食应多样化，据食物的寒热温凉之性和食物的酸、苦、甘、辛、咸滋味不同合理搭配，不可偏食。谷肉果菜合理搭配，既能保证充足均衡的营养，又宜于人体吸收消化。

食物也有寒、热、温、凉、平性之分，只是食物的性能较之药物温和。食后在人体可产生不同的作用。

一般来说：

热性食物具有温里祛寒、益火助阳的作用，适用于阴寒内盛的实寒证。

温性食物具有温中、补气、通阳、散寒、暖胃等作用，适用于阳气虚弱的虚寒证或实寒证较轻者。

寒性食物具有清热、泻火、解毒等作用，适用于发热较高，热毒深重的里实热证。

凉性食物具有清热、养阴等作用，适用于发热、痢疾、痈肿以及目赤肿痛、咽喉肿痛等里热证。

平性食物没有明显的寒凉或温热偏性，因而不致积热或生寒，故为人们日常所习用，也是病人饮食调养的基本食物。因其味有辛、甘、酸、苦、咸之别，因而其功效也有不同。

食物的酸、苦、甘、辛、咸滋味不同，对人体的营养作用也不一样，五味对人体的五脏有特定的亲和性，只有五味调和，才能对五脏起到全面的补益作用，使五脏之间的功能始终保持相对的平衡协调。若五味不和，或对饮食有所偏嗜或偏废，则有损于人体健康。

一般来说：

辛味食物具有发散、行气、通经脉、健胃等作用。过食辛，则发散过度，津液耗伤。

甘味食物具有和中、缓急、补益、解痉和解毒等作用。过食甘使脾气凝滞，运化失常，湿壅胃胀。

酸味食物具有收敛、固涩作用。过食酸，则肝气过盛，横克脾土则脾气衰弱，使传输功能失常。

苦味食物具有清热、泄降、燥湿的作用。

咸味食物具有软坚、散结、润下等作用。过食咸，阴寒过盛，血脉凝涩出现面色黑暗无泽。

3.饮食清淡，忌食厚味　饮食清淡，忌食厚味是饮食护理的重要原则，也是健康长寿的秘诀之一。一般指以五谷杂粮为主食，以豆类、蔬菜、瘦肉、少量植物油及动物脂肪为副食的膳食。动物性食品是人体蛋白质和脂肪的主要来源，但不是摄入越多越好。过食肥甘厚味易引起痈疽疮疡等疾病。古代医家还特别强调饮食不宜过咸，应少吃盐。

4.饮食有洁，良好习惯　饮食不洁或食入有毒食物，可引起胃肠道疾病和食物中毒，导致腹痛、吐泻，甚至严重中毒，危及生命。归纳而言：一是食物宜新鲜。食品新鲜，细菌或毒素污染就少，防止病从口入；食品新鲜其营养成分易于消化、吸收。二是以熟食为主，大部分的食品在烹调加热后食用，更利于机体的吸收，且加工的过程本身就能清洁、消毒，去除一些致病因素。良好饮食习惯主要有：进食宜缓，细嚼慢咽，不可进食过快或没有嚼烂就下咽，进食宜专心致志、进食宜乐；食后不可即卧，应做散步等轻微活动，以帮助脾胃的运化。食后漱口，临睡前不再进食。

5.辨证施食　疾病有寒热虚实之分，阴阳表里之别，食物也有寒热温凉偏性和酸、苦、甘、辛、咸五味之分，适宜的食物于病有益，不适宜的食物则于病有害，适宜的食物可补益身体，不适宜的食物则可能有害身体。所以，护理基本强调辨证施食，注意患者体质、年龄、证候的不同和季节、气候、地域的差异，把人与自然有机地结合起来进行全面分析，做到因证施食、因时施食、因地施食、因人施食。

三、饮食宜忌

（一）饮食与药物

食物和药物都有四气五味之性，在临床疗效主治上就有协同和相悖的不同。协同者，有加强治疗的作用，如赤小豆配鲤鱼可增强利水作用；黄芪加薏米可加强渗湿利水的作用；鱼、蟹加苏叶可解毒去腥等。相悖、相克者可削弱药物的疗效，如人参忌萝卜；服地黄、首乌忌葱蒜；茯苓忌醋；甘草、黄连、桔梗、乌梅忌猪肉；白术忌桃、李、大蒜；蜂蜜忌葱、黄连、桔梗；使君子忌茶等。一般在服药期间，凡属生冷、油腻、腥臭及不易消化、刺激性食物，均应避免为宜。

（二）饮食与疾病

食物有四性五味，疾病有寒热虚实、阴阳表里之别，一定要根据患者的病证类型来选择不同属性的食物，以达"虚则补之"、"实则泻之"、"寒者热之"、"热者寒之"的配合疗效目的。例如，寒证应忌生冷瓜果等凉性食物，宜食温性、暖性食物；热证应忌辛辣等热性食物，宜凉性食物；阳虚者忌寒凉，宜温补类食物；阴虚者忌温热，宜淡薄滋润类食物。

（三）五脏病证的饮食宜忌

1. 肺系病证　包括咳嗽、哮喘、肺痈、肺痨、悬饮、矽肺等病证。

宜食清淡素食、水果。忌食辛辣、烟酒、油腻、甜黏之品。咳嗽痰黄、肺热盛者，宜食萝卜、橘子、梨、枇杷等清热化痰之品；痰中带血者，宜食藕片、藕汁等清热止血之品；痰白清稀、肺寒者，忌食生冷水果；疾病恢复表现为肺阴虚者，宜食百合、银耳、甲鱼等滋阴补肺之品；哮喘患者应忌食发物，如鱼、虾、香菜、羊肉等。

2. 心系病证　包括心悸、胸痹、失眠等病证。

应结合血脂检验值分别对待，血脂正常，一般营养食物均适宜；血脂增高，以清淡素食为主，少进瘦肉、鱼类之品。忌食动物脂肪、猪肝、腰子、脑及烟酒、浓茶、浓咖啡等刺激品。

3. 脾胃系病证　包括胃脘痛、呕吐、噎嗝、腹痛、泄泻、便秘等病证。

宜食营养丰富、软、烂、热，易于消化的食物。忌食生冷、煎炸、硬固之品。脾胃有寒者，宜食姜、椒之类；胃热者，宜酌情进凉性水果；胃酸过多者，宜食碱性的食物，如馒头等；胃酸缺乏者，饭后宜食适量的酸性食物；腹泻患者，宜食少油、半流质食物或饮食，忌食苋菜、茼蒿、茄子及生冷瓜果等寒凉滑润之品。

4. 肝胆系病证　包括黄疸、鼓胀、眩晕、中风、癫痫、郁证等病证。

宜食清淡蔬菜及营养丰富的瘦肉、鸡、鱼类等。忌食辛辣烟酒刺激品，少进动物脂肪。肝胆疾病急性期以素食为宜，缓解期或恢复期可进荤食；肝硬化腹水，宜食低盐或无盐饮食；肝性脑病者，应控制动物蛋白类食物的摄入。

5. 肾系病证　包括水肿、淋证、消渴、癃闭、痿证、遗精等病证。

宜食清淡、营养丰富的食物以及多种动物性补养类食物。忌食盐、碱过多和酸辣太多的刺激之品。水肿者，宜食冬瓜、葫芦、赤豆、荠菜、薏苡仁、鲫鱼等利尿消肿之品；肾虚者，宜食猪、牛、羊、鸡、狗肉等补养品；肾炎宜进食低盐或无盐饮食；乳糜尿者忌食高脂肪、蛋白类食物。

第四节　用药护理

一、用药护理的概念

用药护理是指在治疗疾病的过程中，根据辨证施护的原则，利用药物自身的特性，正确地使用药物，充分发挥药物的疗效，避免和消除药物的副作用，有利于疾病的治疗和康复。

二、用药护理的主要内容

*（一）中药汤剂的煎煮

1. 煎煮容器　以陶瓷器具中的砂锅为佳，也可用搪瓷锅、不锈钢锅。忌用铜、锡、铁等金属器具，以免发生化学反应，影响疗效。

2. 煎药用水　古代医家十分讲究，历代方药书中记载了多种煎药用水，如东流水、井花水、甘澜水、泉水等。现在一般认为只要新鲜清洁，含矿物质和杂质少，自来水、河水、湖水、井水、泉水等都可以作为煎药用水。忌用反复煮沸或存放较久的水。

煎药用水量，一般用水量为将饮片适当加压后，水面高出药面3cm左右为宜，第二煎为第一煎加水量的1/3～1/2。若质地坚硬、黏稠或需久煎的药物，加水量可稍多；质地疏松，或有效成分易于挥发，或需短时间煎煮的药物，则加水量可略少，水面刚刚淹没药物即可。

3.煎前浸泡　药物浸泡时间，一般说来，以花、叶、草类为主的，宜浸泡20～30分钟；以根茎、种子、果实类为主的，宜浸泡60分钟；复方汤剂，煎前浸泡30～60分钟为宜。总之，以浸透为原则，而夏季气温高，浸泡时间不宜过长，以防腐败变质（表4-1）。

表 4-1　煎前浸泡时间

药物分类	煎前浸泡时间（分钟）
花、叶、草类	20～30
根茎、种子、果实类	60
复方汤剂	30～60

4.煎药火候与时间　火候，指火力的大小和火势的急缓。煎煮火候，一般是先武火后文火，即未沸前用大火，煮沸后用小火保持微沸状态，以免水分迅速蒸发，影响有效成分的煎出。煎药时不宜频频打开锅盖，以防气味走失，有效成分挥发。若药材煎糊，应弃而不用，切勿加水再煎服。另外，忌用沸水煎药，因为某些药物遇沸水后，其表面蛋白质会立即凝固，影响有效成分的煎出。

煎药时间，主要取决于药物的不同性能和质地等。煎药时间一般以药物煮沸后开始计算时间（表4-2）。

表 4-2　中药煎煮时间（分钟）

煎法	一般药	解表药及芳香药	滋补药	有毒药
第一煎	20～30	10～15	30～60	60～90
第二煎	15～20	10	30	

5.煎药次数　一般汤剂经水煎两次，70%～80%的有效成分已析出，仅剩下20%～30%，所以临床一般采用两煎法。每剂药取液量，成人200～300ml，小儿减半。

中药汤剂，宜当天煎煮当天服完，切忌常温下过夜。若未服完，应将药液放入冰箱内贮存。

*6. 特殊药物的煎法

（1）先煎：贝壳类、矿物类药物，因质地坚硬，有效成分难以煎出，故应打碎先煎，待煮沸20～30分钟后，再下其他药物。如龟板、石决明、龙骨、牡蛎、磁石、石膏等。另外，某些药物经久煎后能减低毒性，为了服用安全，也必须先煎，如附子、川乌、草乌等。

（2）后下：凡气味芳香借挥发油取效的药物，应在一般药物即将煎好时再下，煎4～5分钟即可，以防其有效成分挥发，如薄荷、木香、砂仁、豆蔻等。

（3）包煎：为防止煎后药液混浊，或减少对消化道、咽喉的不良刺激，粉末状及细小的植物种子，或带有绒毛的药物，要用纱布包好，再放入锅内煎煮。如滑石、车前子、旋覆花、蒲黄等。

（4）另煎：某些贵重药物，为了其有效成分不被其他药渣吸附而造成浪费，应单独煎煮。如人参、西洋参、羚羊角、鹿茸等应切成小片，加水文火煎煮30～60分钟，服时兑入药液内。

（5）烊化：胶质、黏性大而且易溶的药物，若与其他药物同煎，则易粘锅煮焦，或黏附他药，影响有效成分的溶解。煎煮时，应在其他药物煎好后，置于去渣的药液中，微煮或趁热搅拌，使之充分溶解。如阿胶、鹿角胶、饴糖等。

（6）泡服：含有挥发油、易出味、用量又少的药物，可用开水或煮好的一部分药液趁热浸泡。如番泻叶、胖大海、藏红花等。

（7）冲服：散剂、丹剂、小丸、自然汁，以及某些贵重，不耐高热而又难溶于水的药物，不需煎煮，用汤液或开水冲服即可。如三七粉、琥珀、牛黄、麝香、紫雪丹等。

（二）中药的一般服法

*1. 服药方法

（1）一般汤剂：病缓者一天服1剂中药，分2～3次等量服；重病、急病患者亦可将一剂汤药一次服下，以取其量大力峻，快速起效之作用，常用于危急病证的抢救治疗。

（2）一般片剂、胶囊、滴丸：直接用白开水送服。丸剂由于体积大，可分成若干个小丸，再用白开水送服。祛寒药可用姜汤送服；祛风湿药宜用黄酒送服，以助药力。

（3）散剂、膏剂：宜先用白开水调稀再服用，以避免散剂引起呛咳，或膏剂黏阻咽喉。

（4）丹剂、细丸、贵重细料药物：不必煎煮，可用白开水或药汤冲服或含服。

（5）易出味的药物：如番泻叶、胖大海等，可用沸水浸泡后代茶饮。

（6）呕吐病人：在服药前可先服少量姜汁，亦可先嚼少许姜片或橘皮，以预防呕吐。同时，汤药宜浓煎，并少量多次服用。

（7）婴幼儿、危重病人：可将药物调化后喂服。对于神志不清、昏迷、破伤风、张口困难、或口腔疾病不能进食者，可用鼻饲法，即将药液或中成药调成液状经鼻咽注入胃中。

★2.服药剂量　剂量，指一日或一次投予患者药物的量。一般药物剂量由医师确定的，根据病情酌情给药。这要求护理人员灵活掌握一次剂量和一日剂量。

（1）一般服法：汤剂一日一剂，分2～3次服用，间隔4～6个小时为宜。

（2）小量频服：呕吐患者或小儿服汤药，可适当增加次数，少量多次服用。

（3）不拘时服：急性病、热性病不拘时间服用。

（4）顿服：病情紧急者，可一次一煎，大量顿服。

（5）对发汗、泻下、催吐等治法，服药剂量不必拘泥，一般以中病即止为宜。

（6）咽喉肿痛者可频频含咽。

★3.服药温度

（1）温服：将煎好的汤剂放温后服用，或将中成药用温开水、酒、药汁等汁液送服的方法，称为温服。值得注意的是，汤剂放凉后，要温服时，应先加热煮沸，使汤剂中沉淀的有效成分重新溶解后，再放温服用。中药一般多采用温服。

（2）热服：将煎好的汤剂趁热服下或将中成药用热开水送服的方法，称为热服。解表药必须热服以助药力发汗；寒证用热药应热服，属"寒者热之"之法；真热假寒证用寒药，亦应热服，以避免病人服药格拒，属"寒药热服""治热以寒，温而行之"之法。另外，不论是汤剂还是中成药，凡属理气、活血、补益之品，均应热服。

（3）凉服：将煎好的汤剂放凉后服用或将中成药用凉开水送服的方法，称为凉服。热证用寒药应凉服，属"热者寒之"之法；真寒假热证用热药，亦应凉服，属"热药凉服""治寒以热，凉而行之"之法。另外，不论是汤剂还是中成药，一般属止血、收敛、清热、解毒、祛暑之剂，均应凉服。

4. 服药时间 一般中药宜在进食前、后2小时服用。

（1）晨起空腹：峻下逐水药晨起空腹服药，可利用药物迅速进入肠发挥作用，而且可以避免晚间频频起床影响睡眠。

（2）饭前服药：驱虫药、攻下药、补益药、制酸药及部分治疗胃肠道疾病的药物，宜在饭前服用。因饭前胃中空虚，可避免药物与食物混合，迅速进入肠道，充分发挥药效。

（3）饭后服药：饭后胃中存有较多食物，此时服药可减少对胃肠道的刺激，故对胃肠道有刺激的药物都应饭后服用。如消导药、抗风湿药等。另外，无论饭前或饭后服药，服药与进食都应间隔1小时左右，以免影响药物疗效。

（4）睡前服：安神药、涩精止遗药和缓下药等，均应睡前服用。安神药于睡前服，是因药物起效后可起到安眠的效果；涩精止遗药则由于所治疗的遗精遗尿病证多于夜间发生；缓下药需要长时间才能在胃肠道发生作用，睡前服药后，晨起发挥泻下效果。

（5）定时服：平喘药、截疟药和调经药，需要定时服用。平喘药和截疟药所治疗的喘咳和疟疾发作多有规律，故宜于发作前2～3小时服用，以便在疾病发作时起效。主治月经不调的药物，尤其是治疗痛经的药物，宜在月经前3～7天服用，不仅可使痛经缓解，且也有利于月经周期的调节。

*（三）常用中药中毒的解救原则与护理

***1. 尽快清除毒物** 因为中药大多经口服给药，一旦出现中毒症状，应迅速清除胃肠道内的毒物。

（1）催吐：中药入口在4小时以内，即有中毒症状发生的病人，如神志清醒能配合者，可用压舌板、手指等刺激咽喉，以引起呕吐，可重复几次。

必要时可给皮下注射阿扑吗啡以催吐。

（2）洗胃：是清除胃中残留毒物最有效的方法，除腐蚀性药物中毒外，对中药入口时间不超过6小时，且有中毒症状出现的病人，都应及时、彻底地给予洗胃。但合并休克的中毒病人则应先纠正休克，再行洗胃。洗胃液一般选用1∶2000～1∶1000的高锰酸钾溶液，亦可用温开水或碳酸氢钠溶液等，也可根据毒物的性质选用相应的洗胃液。如马钱子等生物碱中毒时，可选用碳酸氢钠溶液；罂粟壳中毒时，可选用3%过氧化氢溶液等。

（3）导泻法：有毒中药在肠道内未完全吸收之前，可服泻下药，使有毒中药由大便排出，如50%硫酸镁40～50ml口服，或玄明粉15～30g温水冲服等。直至毒物完全从体内排出。

（4）灌肠法：如口服有毒中药时间已超过6小时或服泻下药2小时后，还未泄泻者，可采用清洁灌肠法，以清除肠道内的有毒物质，减少吸收。常用的灌肠液有：生理盐水、0.1%～0.2%肥皂水、硫酸镁溶液或甘油溶液等。

（5）远离污染源：对少数毒物由呼吸道或皮肤吸收中毒者，应尽快离开污染环境，脱去被污染的衣服，清洗皮肤，以免继续吸收。

（6）解毒：针对不同的毒物，选用不同的药物或食物，能解除或降低其毒性。《本草纲目》记载，黄连、黑豆、绿豆、甘草、生姜、芫荽等药物均有较好的解毒作用。如生姜、甘草各15g，金银花12g，可解乌头毒。

另外，临床常用静脉输液的方法，稀释体内的毒物，促进毒物的排出。

（7）加速已吸收毒物的排出：由于绝大多数毒物均由肾脏排出，因此增加肾脏排泄量适用于大多数中药中毒的病人。在维持足够血容量和具有良好肾功能的情况下，可应用渗透性利尿剂，如甘露醇、呋塞米（速尿）等，加速毒物的排泄。亦可通过改变尿液酸碱度，使其有利于毒物排出，如用乳酸钠使尿液碱化，输入大量维生素C可使尿液酸化；也可采用血液透析或腹膜透析方法解除或降低毒性。

（8）支持疗法：若病人表现出烦躁不安、惊厥等，可给予镇静剂，如异丙嗪、苯巴比妥等；若病人出现痰阻可行吸痰法，以保持呼吸道通畅；若病人出现呼吸困难，可采取半卧位或坐位，严重时，可给予氧气吸入；呼吸衰竭时，可应用呼吸兴奋剂；呼吸停止可运用呼吸机或行人工呼吸等；若病人出现心律不齐时，可给予强心剂治疗，并进行心电监护；若病人血压下降时，应及时给予升压药治疗；若病人出现电解质紊乱或酸碱中毒时，应补充水分，纠正电解质紊乱和酸碱失衡等。

2. 严密观察病情，预防并发症　严密观察病情变化，对急性中药中毒病人的抢救效果影响很大。可以对病人实行心、脑、肺、肾的监护；定时测量及了解脉搏、体温、血压的变化；密切观察病人的神志、呼吸、面色、瞳孔、呕吐、腹痛、腹泻、便血、肤温、饮食、情志、二便等情况，并及时做好记录；做好危重病情交班；一旦发生异常改变，要及时通知医生并配合抢救。

3. 做好卫生宣传，预防中药中毒　中药中毒是可以预防的。首先对中药的性能及可能发生的不良反应要有清楚的认识。其次应针对患者体质情况及疾病部位浅深、病程久暂等，恰当选择药物，并在用药前将用药注意事项向病人交代清楚。对毒性剧烈的药物，必须严格控制其剂量，且中病即止，不可过服。严格掌握炮制工艺，按规程进行漂洗、煎煮、炒制等，将其毒性控制在最低程度。注意个体差异，及时增减用量。药材部门应严格药品鉴定，防止使用伪品，严格剧毒中药的管理。非经医生允许或指导，患者不能自行服药。纠正中药不会中毒的错误观念，如药方中有缺药，不能随便用有毒副作用的中药代替。运用复方制剂时要注意是否有配伍不妥的情况，以免因配伍不当产生毒性。另外，应当了解有些中药的主要有效成分不溶于水，所以只能入丸散剂，不入煎剂。

【模拟试题测试，提升应试能力】

一、名词解释
1. 四诊合参　2. 五志　3. 透关射甲　4. 回光返照　5. 三部九候
6. 起居有常　7. 养神　8. 发物　9. 谨和五味　10. 食复

二、填空题
1. 闻呼吸辨病性，一般认为气粗为＿＿＿＿，气微为＿＿＿＿。

2. 舌苔的厚薄以＿＿＿＿与＿＿＿＿为分辨标准。

3. 望神的重点主要在于＿＿＿＿、神志、面色、＿＿＿＿等。

4. 我国现存最早而系统的脉学专著是《＿＿＿＿》，作者为＿＿＿＿。

5. 呕吐有寒热之分，其呕吐物有别，寒呕的呕吐物多为＿＿＿＿，＿＿＿＿。

6. 舌质是观察＿＿＿＿，舌苔是观察＿＿＿＿。

7. 八纲辨证是对_____、_____、_____、_____、_____、_____、_____、_____八类基本证候进行归纳。

8. 中医认为，人顺四时，春温、夏热、秋凉、冬寒规律养生，顺从_____、_____、_____、_____规律，就可以减少疾病的发生。

9. 春季护理饮食方面，宜清淡温平，多食新鲜蔬菜，少食_____辛辣甘肥之品。春季也是一些_____复发的季节，在饮食上应忌发物，如虾、雄鸡、海鲜等。

10. 夏季护理养生的方法：_____、_____饮食宜易清淡，少油腻，少食多餐。暑多挟湿，饮食_____、_____碍消化食物。

11. 秋季护理，饮食调护可吃些_____食物，如百合、蜂蜜、梨等。

12. 冬季进补不论是食补药补，都必须_____，有针对性地进补，绝不能一概而论。

13. 生活起居护理的基本原则：_____、_____、_____、_____、_____。

14. 适宜的温度对人体的健康十分重要，室内一般以_____℃为宜。阳虚和寒证患者多畏寒肢冷，室温宜_____；阴虚和热证患者多燥热喜凉，室温可_____。

15. 病室的湿度以_____为宜。阴虚证和燥证患者，湿度可适当_____；阳虚证、湿证患者，湿度宜_____。

16. 居室要求光线充足，但针对某些病人病情的不同，也应适当调节，如热证、肝阳亢盛、肝风内动的病人，光线宜_____；寒证、风寒湿痹证患者，光线要_____。

17. 作息时间多因季节而异：如春季阳气升发，应_____；夏季阳气旺盛，天气炎热，应_____，中午暑热最盛之时应_____；秋季阳气始敛，阴气渐长，应_____；冬季是收藏的季节，阴寒盛极，阳气闭藏，应_____。

18. 中医认为药食同源，食物具有_____、_____的特性，因而许多食物具有治病、补益的作用。

19. 食物同中药一样，具有_____、_____、_____、_____等性和_____、_____、_____、_____、_____等味以及_____、_____、_____、_____等作用趋向。

20. 发散类食物多_____、_____、_____、_____，食之易于动风生痰，发毒助火助邪，诱发旧病尤其是皮肤病，或加重新病。

21. 饮食调护的基本原则是：_____、_____、_____、_____、_____。

22. 饮食宜与忌应掌握的原则是：_____、_____、_____、_____、_____。

23. 在病症后期应注意_____；顺应_____，做好护理；合理_____；调畅情志，防止_____而致疾病复发。

24. 防止因劳复病包括：_____、_____、_____。

三、选择题

1. 在下列舌质中，与热证无关的是
   A. 肿胀舌　　　　B. 胖嫩舌　　　　C. 裂纹舌
   D. 镜面舌　　　　E. 强硬舌

2. 察舌苔有根无根主要了解
   A. 邪正盛衰　　　B. 气血盈亏　　　C. 胃气有无
   D. 津液存亡　　　E. 肾气有无

3. 孕脉的特征是
   A. 两寸滑脉　　　B. 关上滑脉如豆　　C. 弦滑搏指
   D. 两尺滑数　　　E. 沉脉

4. 服用消导药以免降低药效，不可同服药是
   A. 解表药　　　　B. 清热药　　　　C. 补益药
   D. 温里药　　　　E. 安神药

5. 服用发汗解表药同时应禁用或慎用
   A. 抗生素　　　　B. 维生素　　　　C. 解热镇痛药
   D. 抗病毒药　　　E. 磺胺药

6. 老年体弱者用药量宜
   A. 大　　　　　　B. 小　　　　　　C. 少
   D. 多　　　　　　E. 重

7. 服用中药时间宜在进食前后
   A. 1小时　　　　B. 2小时　　　　C. 3小时
   D. 4小时　　　　E. 5小时

8. 中药的煎煮容器，应宜用
   A. 铁器　　　　　B. 铜器　　　　　C. 铝器
   D. 砂器　　　　　E. 瓷器

9. 药物先煎煮火候是
   A. 烈火　　　　　B. 猛火　　　　　C. 武火
   D. 文火　　　　　E. 强火

10. 应禁用或慎用清热类药物的证候是
    A. 温热泄泻　　　B. 风热上扰　　　C. 热毒蕴结
    D. 肺经热盛　　　E. 脾胃虚寒

11. 易于挥发药物煎煮时宜
    A. 先煎　　　　　B. 后下　　　　　C. 包煎
    D. 另煎　　　　　E. 烊化

12. 中药汤剂的煎煮用水，一般第一煎用水应超过药面
    A. 1～2cm　　　　B. 2～3cm　　　　C. 3～4cm
    D. 4～5cm　　　　E. 5～6cm

13. 中药汤剂的煎煮用水，一般第二煎用水应超过药面
    A. 1～2cm　　　　B. 2～3cm　　　　C. 3～4cm
    D. 4～5cm　　　　E. 5～6cm

14. 补益药宜什么时间服用为佳
    A. 饭前　　　　　B. 饭后　　　　　C. 早饭
    D. 中饭　　　　　E. 晚饭

15. 作用迅速，服用方便的剂型是
    A. 汤剂　　　　　B. 片剂　　　　　C. 丸剂
    D. 膏剂　　　　　E. 冲剂

16. 发汗要因时因人而异，暑天炎热应
    A. 汗之宜重　　　B. 汗之宜缓　　　C. 汗之宜峻
    D. 汗之宜轻　　　E. 以上都不宜

17. 丸剂常用于
    A. 急病　　　　　B. 慢性病　　　　C. 重病
    D. 轻病　　　　　E. 虚弱病

18. 春天是阳气生发，万物以荣的季节，人体的组织器官也充满了活力，

人应适应季节调养生气,使机体与外界统一起来,应注意养

    A. 肝阳   B. 肺阳   C. 脾阳

    D. 肾阳   E. 心阳

19.《黄帝内经》里说:"秋冬养阴。"秋天应养哪脏阴为主

    A. 肝阴   B. 肺阴   C. 脾阴

    D. 肾阴   E. 心阴

20. "发物"是指

    A. 补益类食物   B. 热性食物   C. 平性食物

    D. 发散类食物   E. 寒性食物

21. 荤素搭配是饮食的重要原则,也是长寿健康的秘诀之一。饮食应以

    A. 谷物、蔬菜、瓜果等素食为主,不可过食油腻厚味

    B. 以肉、蛋、鱼类为主

    C. 以谷物、蔬菜、瓜果等素食为主,辅以适当的肉、蛋、鱼类

    D. 荤素同等

    E. 食用油腻厚味

22. 顺情从欲是指

    A. 顺从病人的要求   B. 病人提出的要求就应满足

    C. 合理的情绪、愿望给予满足   D. 发泄性的病人应及时制止

    E. 不合理的愿望尽量满足

23. 居室适宜的温度和湿度对人体的健康十分重要,室内一般较适宜的温度为

    A. 15~16℃   B. 16~18℃   C. 18~20℃

    D. 20~22℃   E. 22~25℃

24. 阴虚、热证患者居室适宜的湿度一般为

    A. 30%~40%   B. 40%~50%   C. 10%~20%

    D. 50%~60%   E. 60%~70%

25. 居室要求光线充足,以使人感到舒适愉快。但针对某些病人病情的不同,也应适当调节。如热证、肝阳亢盛、肝风内动的病人宜

    A. 明亮   B. 黑暗   C. 昏暗

    D. 稍暗   E. 增强光亮

26. 凉性食物适用于

A. 阳虚证　　　　　B. 脾气虚证　　　　C. 热证病人
D. 实证病人　　　　E. 胃气虚病人

27. 生姜、葱、蒜、花椒适用于
A. 自汗病人　　　　B. 热病后期　　　　C. 失血病人
D. 外感病人　　　　E. 胃气虚病人

28. 过食咸味易损伤
A. 心　　　　　　　B. 肝　　　　　　　C. 肾
D. 脾　　　　　　　E. 肺

29. 老年人便秘用下法，以下最适宜的食物是
A. 桑椹　　　　　　B. 西瓜　　　　　　C. 绿豆
D. 萝卜　　　　　　E. 莲藕

30. 春季起居应
A. 早睡早起　　　　B. 早睡晚起　　　　C. 晚睡早起
D. 晚睡晚起　　　　E. 以上均不对

31. 病房内光线过亮，不适宜下列哪类病人
A. 感受风寒　　　　B. 阳虚　　　　　　C. 里寒证
D. 肝风内动　　　　E. 感受风湿

32. 肝病病人，应忌食下列哪味食物
A. 酸　　　　　　　B. 苦　　　　　　　C. 甘
D. 辛　　　　　　　E. 咸

33. 对病室环境的要求，下列哪项除外
A. 安静整洁　　　　B. 定时通风　　　　C. 温、湿度适宜
D. 光线适宜　　　　E. 15～16℃

34. 关于饮食护理以下不妥的是
A. 保持良好的饮食习惯　B. 饮食种类多样　C. 饮食调和
D. 以补益类食物为主　　E. 辨证施食

35. 下列食物属于温性的是
A. 韭菜　　　　　　B. 蕨菜　　　　　　C. 苹果
D. 萝卜　　　　　　E. 黑木耳

36. 下列食物属于寒性的是
A. 韭菜　　　　　　B. 蕨菜　　　　　　C. 苹果

D. 萝卜　　　　　　　E. 黑木耳

37. 一阳虚患者,可选用下列哪种食物滋补
A. 狗肉　　　　　　　B. 银耳　　　　　　　C. 百合
D. 鲫鱼　　　　　　　E. 海参

38. 一阴虚患者,可选用下列哪种食物进补
A. 狗肉　　　　　　　B. 银耳　　　　　　　C. 兔肉
D. 牛肉　　　　　　　E. 鸡肉

39. 患者症见畏寒肢冷、精神委靡、腰膝冷痛、小便清长、阳痿可选用
A. 葡萄　　　　　　　B. 山药　　　　　　　C. 山楂
D. 羊肉　　　　　　　E. 鲤鱼

40. 患者症见咽干口燥、头晕耳鸣、健忘失眠、五心烦热、午后潮热,可选用
A. 胡桃　　　　　　　B. 荔枝　　　　　　　C. 山楂
D. 甲鱼　　　　　　　E. 鸡肉

41. 体胖之人多痰湿,宜食清淡、化痰之食物,可选用
A. 生姜佛手　　　　　B. 绿豆荔枝　　　　　C. 蜂蜜西瓜
D. 甲鱼猪皮　　　　　E. 鸡肉粳米

42. 肝阳肝风病人不禁忌的食物是
A. 鹅　　　　　　　　B. 蜂蜜　　　　　　　C. 公鸡
D. 鲤鱼　　　　　　　E. 猪头肉

43. 热证和阴虚火旺患者应慎用或禁用
A. 猪肉　　　　　　　B. 鲤鱼　　　　　　　C. 甲鱼
D. 海参　　　　　　　E. 羊肉

44. 对于中药煎煮用具的选择,正确的是
A. 玻璃制品　　　　　B. 塑料制品　　　　　C. 橡胶制品
D. 不锈钢制品　　　　E. 木制品

45. 需要先入锅煎煮的中药是
A. 鳖甲　　　　　　　B. 茯苓　　　　　　　C. 杏仁
D. 阿胶　　　　　　　E. 薄荷

46. 煎制时需要包煎的中药是
A. 沉香　　　　　　　B. 滑石　　　　　　　C. 龟板胶

D. 枸杞　　　　　　　　E. 黄连

47. 对于服药时间，峻下逐水药的服用时间是

A. 清晨空腹　　　　　B. 餐后　　　　　　　C. 进食中

D. 需要时　　　　　　E. 餐前

48. 患儿，7岁。寒性哮喘，服用中药汤剂适宜的方法是

A. 温服　　　　　　　B. 热服　　　　　　　C. 冷服

D. 慢服　　　　　　　E. 急服

四、问答题

1. 何为病情观察？

2. 生活起居护理的方法有哪些？

3. 温补类食物主要包括哪些，有何功效？

4. 饮食有节，食有定量的主要内容是什么？

5. 特殊药物的煎法有哪些？

（迟俊梅）

第五章

中医常用疗法和护理操作技术

【学习内容提炼，涵盖重点考点】

第一节 针 灸

一、针 法

（一）毫针刺法

1. 毫针练习　主要包括指力练习、手法练习（速刺、捻转、提插）和自身试针。

2. 适应范围　毫针刺法适用于各科病证及麻醉，尤其各种痛证，效果迅速明显，如头痛、腹痛、腰痛、牙痛、胃脘痛、咽喉肿痛、胁痛、痛经等。

3. 注意事项　过于饥饿、疲劳、精神高度紧张、妊娠等，不宜针刺；内有重要脏器的部位，不宜针刺过深，以免刺伤脏器；皮肤有感染、溃疡、肿瘤及有出血倾向的疾病不宜针刺。

*4. 实施步骤

（1）针前准备：包括思想准备、用物准备、针具选择、体位选择以及消毒。

（2）针刺方法

1）进针法：有单手进针法、双手进针法和针管进针法。单手进针法多用于短针,并可与双手进针法中的指切进针法、提捏进针法、舒张进针法配合使用。双手进针法有指切进针法、提捏进针法、夹持进针法和舒张进针法。指切进针法适用于短针的进针；提捏进针法适用于皮肉浅薄部位的进针；夹持进针法适用于长针进针；舒张进针法适用于皮肤松弛的部位。针管进针法是为了减少进针时的疼痛,利用特制的针管代替押手进针的一种方法。

2）针刺的角度和深度：①角度有直刺、斜刺和平刺三种。直刺是针身与皮肤表面成 90° 角刺入,适于肌肉丰满的腰、臀、腹、四肢等部位的腧穴；斜刺是针身与皮肤表面成 45° 角刺入,适于骨骼的边缘和内有重要脏器的胸、背部的腧穴；平刺是针身与皮肤表面成 15° 角刺入,又称为沿皮刺或横刺,适用于皮肉浅薄的腧穴。②深度要根据患者的具体情况及经穴的深浅、季节变化等灵活掌握。如消瘦者、虚证、头面、胸背部宜浅刺；肥胖、实证、肌肉丰厚部可适当深刺；春夏宜浅,秋冬宜深。

3）行针：指为了取得针感即得气而行使的手法,又称运针。常用的有提插法、捻转法以及刮针法和震颤法等辅助手法。

4）得气：针刺部位产生酸、麻、胀、重甚至扩散传导等感觉,术者针下有沉紧之感,称为得气,也称针感。得气迅速,一般疗效较好；得气缓慢或不得气,疗效较差。

5）毫针补泻：包括补法和泻法,补法能鼓舞人体正气,使低下的功能恢复旺盛。手法要求进针慢且浅,提插轻,捻转幅度小,留针不捻转,出针后多按揉针孔。适用于虚证病人；泻法能祛除病邪,使亢进的功能恢复正常。手法要求进针快且深,提插重,捻转幅度大,留针后多次捻转,出针后多不按针孔。适用于实证病人。

6）留针与出针：留针的目的是为了加强针刺的作用和便于继续行针施术。一般病症只要针下得气而施以适当的补泻手法后,即可留针 10～20 分钟；但对一些特殊病症,如急性腹痛、破伤风、角弓反张、顽固性疼痛或痉挛性病证,即可适当延长留针时间,有时留针可达数小时,以便在留针过程中作间歇性行针,以增强、巩固疗效。针感差的病人,留针可起到候气的作用。出针在行针施术或留针后即可出针。注意检查针数,防止遗漏。出针后让病人休息片刻,再行活动。

5. 意外及其处理　常出现的意外有晕针、滞针、断针、弯针、血肿、刺伤内脏等。

（1）晕针：在针刺中病人出现晕厥现象如面色苍白、心慌气短、出冷汗等，医生立即停止针刺，将针迅速全部拔出，患者平卧呈头低足高位，松开衣带。给饮温开水或糖水，可渐渐恢复。重者可加按压或针刺人中、合谷、内关，灸百会、气海、关元等穴，必要时配合其他急救措施。

（2）滞针：是指在行针或出针时，医者感觉针下涩滞，捻转、提插、出针均感困难，而患者则感疼痛的现象。体位改变所致者纠正体位；精神紧张、行针过猛者，可延长留针或在局部（附近）按揉，或加刺一针，以宣散气血、缓解痉挛；单捻所致者，须向反方向将针捻回。

（3）断针：是指针身折断，残留在患者体内的现象。出现断针，嘱患者切勿移动体位，以免断端进一步下陷。如断端部分尚留于皮外，可用手或镊子将残针拔出；如断端与皮肤相平，可轻轻下压周围皮肤，使针身显露再用镊子等器械取出；如断针较深，须在X线定位下手术取出。

（4）弯针：指进针时或针刺入腧穴后，针身在体内形成弯曲的现象。可顺针身弯势将针退出，切忌用力强拔。

（5）血肿：指出针后，针刺部位出现皮下肿块，呈青紫色或肿胀疼痛的现象。若微量出血，一般不必处理，可自行消退。若出血不止，可先压迫止血，同时给予冷敷以促使止血，血止后再行局部热敷，促使瘀血消散。

（6）刺伤内脏：由于针刺的深度和角度不当，有时可刺伤脏器，引起严重后果，如气胸，甚至造成死亡，因此必须引起重视，作出迅速急救处理。

（二）皮肤针法

皮肤针法是多针浅刺的一种方法，仅深及皮肤，根据短针数目不同，分别称为梅花针（5根针）、七星针（7根针）、罗汉针（18根针）等。

1. 操作方法　消毒后，以右手拇指、中指、环指、小指握住针柄，环指、小指将针柄末端固定于小鱼际处，拇中二指夹持针柄，示指伸直压在针柄上，针头对准皮肤叩击，运用腕部的弹力，使针尖垂直地刺入皮肤后立即弹出，如此反复叩击，以叩至局部皮肤略见潮红或隐隐出血为度。

2. 适应范围　临床各科均有适宜病证，如头痛、胁痛、脊背痛、腰痛、皮肤麻木、神经性皮炎、失眠、慢性肠胃病、痛经、近视、急性扁桃体炎、感冒、便秘、斑秃等。

3.注意事项

（1）注意检查针具，发现针尖钩毛或缺损、针锋参差不齐者，须及时修理。

（2）注意消毒，防止感染。叩刺后皮肤如有出血，须用消毒干棉球擦拭干净，保持清洁。

（3）操作时针尖须垂直上下，用力均匀，避免斜刺或钩挑。

（4）局部皮肤有创伤及溃疡者，不宜使用。

二、灸　　法

*（一）操作方法

1.艾炷灸　分直接灸和间接灸两种，燃尽一个艾炷称一壮。

（1）直接灸：即将艾炷直接放在皮肤上施灸。据灸后对皮肤的烧灼、刺激程度不同分瘢痕灸和无瘢痕灸两种。

1）瘢痕灸：先用蒜汁或少量凡士林涂抹在穴位上，再点燃艾柱。适用于某些慢性顽固性疾病，如哮喘、风湿病、瘰疬、慢性胃肠病等。因会留有瘢痕故灸前须征求患者的同意。

2）无瘢痕灸：施灸处放上艾炷从上端点燃，当燃剩1/4左右，患者感到灼痛时，即换炷再灸，以局部皮肤充血、红晕为度。此法不致灼伤皮肤，灸后不留瘢痕。

（2）间接灸：又称"隔物灸"。常用隔物灸有隔姜灸、隔蒜灸、隔盐灸、隔饼灸四种。

1）隔姜灸：适用于虚寒性疾患，如寒湿痹痛、面瘫、虚寒腹痛、泄泻、痛经、遗精等。

2）隔蒜灸：适用于痈疽初起、肺痨、毒虫咬伤等。

3）隔盐灸：此法可回阳救逆，但需连续施灸，以脉起、肢温、证候改善为止。适用于中风脱证。

4）隔饼灸：此法适用于寒冷痼疾、疮疡久溃不敛。

2.艾条灸　分为悬灸、实按灸。

（1）悬灸：将艾条的一端点燃后对准穴位或患处，距皮肤1～2cm处进行熏烤的方法。可分为温和灸、雀啄灸、回旋灸等。

1）温和灸：将艾条的一端点燃，对准应灸的腧穴或患处，距皮肤2～3cm处进行熏烤，使患者局部有温热感而无灼痛为宜，一般每穴灸10～15分钟，使皮肤红晕为度。

2）雀啄灸：施灸时，艾卷点燃的一端与施灸部位的皮肤并不固定在一定距离，而是像鸟雀啄食一样，一上一下施灸。

3）回旋灸：施灸时，艾卷点燃的一端与施灸部位的皮肤虽保持一定的距离，但不固定，而是左右方向移动或反复旋转地施灸。

（2）实按灸：先在施灸穴位或患处垫上数层布或纸。然后将药物艾条的一端点燃，乘热按压到施术部位，使其热力透达深部，待艾火熄灭后，再点再按，反复数次待布烧焦黑，灸处温热红润为度。

3.温针灸 针刺得气后，将艾绒捏裹在针柄上，或用一小段艾条套在针柄上，点燃施灸，使热力通过针身传入体内。适用于针刺后既需要留针，又要施灸的疾病，如风寒湿痹等。

（二）适应范围

各科均有其适应病证，临床以阴证、虚证、寒证为宜。如阳痿、遗尿、脱肛、痿症、久泻、久痢等，妇女气虚引起的崩漏及阴挺，男子虚羸少气、小儿疳积等；还可用于急救，如中风脱证、大汗亡阳、气虚暴脱等。个别阳热证，如丹毒、疮疡、痄腮等也用灸法，却是属于温热散结的方法，临床应用时要知常达变，不可拘泥。

（三）禁忌证

实热证及阴虚发热者不宜灸；孕妇的腹部和腰骶部不宜灸；颜面、五官、乳头、大血管等部位不宜灸；一般空腹、过饱、极度疲劳和对灸法恐惧者慎用灸法。

（四）注意事项

1.注意通风。

2.施灸的顺序，先阳后阴，先上后下；壮数是先少后多；大小是先小后大。临床需结合病情，灵活应用，不能拘泥不变。

3. 若出现小水疱，只要不擦破皮，可任其自然吸收；若出现大水疱，用消毒毫针将水疱刺破或用注射器将水液抽出，再涂以碘伏，并以无菌纱布敷盖固定。瘢痕灸者，在灸疮化脓期间，1个月之内慎做重体力劳动，并保持清洁，防止感染，如感染需外科处理。

第二节　推　拿

一、推拿疗法概述

（一）原理

推拿的基本原理是"力"、"能"、"信息"三方面的作用。

（二）适应范围

推拿常用于治疗临床各种疾病及减肥、美容与养生保健。

（三）用物准备

用物包括备床、凳子、靠背椅、软垫、枕头、大毛巾、按摩乳胶等。

（四）注意事项

1. 年老体弱、久病体虚、极度疲劳、剧烈运动后、过饥过饱或酒醉者均不宜用或慎用推拿；孕妇的腰骶部、臀部和下腹禁用推拿；妇女经期不宜用或慎用推拿。

2. 某些感染性和传染性疾病，如丹毒、骨髓炎、化脓性关节炎、肝炎、肺结核不宜用推拿。

3. 有自发出血倾向、血液病或出血症，如尿血、便血、消化道出血、血小板减少性紫癜、血友病等不宜用推拿。

4. 严重的心、肺、脑、肾等脏器疾病及外伤出血、骨折早期、截瘫初期、烫伤和溃疡性皮炎的局部、骨质疏松症等禁用推拿。

★二、常用推拿手法

推拿手法有十字基本要求：持久、有力、均匀、柔和、深透。根据手法的动作形态，常分为摆动类、摩擦类、挤压类、振动类、叩击类和运动类等。

1. 一指禅推法　属摆动类手法，操作要点：做到悬腕、掌虚、指实。蓄力于掌，发力于指，刚柔并济，可定点操作，也可移动操作。

2. 滚法　属摆动类手法。操作要点：沉肩、上肢的肌肉及肘关节放松，吸定的部位要紧贴体表，不能拖动、辗动或跳动；滚动时要尽量减小摩擦力，动作协调而有节律，压力、频率、摆动幅度要均匀。

3. 揉法　属摆动类手法，操作要点：吸附一定部位做轻柔缓和的环转运动，带动皮下组织运动，可定点揉动也可以边揉动边移动。

4. 摩法　属摩擦类手法，操作要点：指摩时腕关节要保持一定紧张度，掌摩时则放松，摩动速度、压力均匀和缓，操作时要求屈膝，腹部放松，顺补逆泻。

5. 推法　属摩擦类手法，操作要点：吸定皮肤速度均匀，压力适中，单方向直线运动。

6. 擦法　属摩擦类手法，操作要点：紧贴下压，直线往返，达到温热或透热，往返距离宜长，动作连续不断。

7. 按法　属挤压类手法，操作要点：垂直用力，得气后持久一会，逐渐用力，稳而持续，开始由轻到重，结束由重到轻，不可实发实止。常与揉法结合使用，组成"按揉"复合手法。

8. 点法　属挤压类手法，操作要点：用力由轻到重，稳而持续，气力透达，有得气感，且以能耐受为度。

9. 拿法　属挤压类手法，操作要点：拇指与四指相对用力，拿法所施部位的筋肉，逐渐进行收紧拿捏、拿提、拿揉等动作。

10. 抖法　属振动类手法。操作要点：握住肢体施术部位，稍带牵拉后做连续的上下抖动。本手法柔和、轻快。

11. 拍法　属叩击类手法，操作要点：拍击时，动作平稳，掌握好力度，有节奏，要使整个掌指周边（空心拳）同时接触体表（兜住空气），声音发空而无疼痛，直接拍打皮肤时以轻度充血、发红为度。

第三节 其他传统疗法

一、拔　　罐

（一）罐的种类

传统拔罐器有竹罐、陶罐、玻璃罐等，新型拔罐器有橡胶罐、抽气罐、多功能罐等。

（二）罐的吸附方法

罐的常用吸附方法为火罐法、水罐法及抽气罐法。其中火罐最常用，手法多用闪火法。

★（三）拔罐方法

1. 留罐法　又称坐罐法，即将罐吸附在体表后，留置 10～15 分钟，然后起罐。

2. 闪罐法　将罐拔住后，又立即取下，然后又拔上，如此反复多次，直至皮肤潮红、充血或瘀血。多用于局部皮肤麻木、疼痛或功能减退等疾病，尤其适用于不宜留罐的患者，如小儿、年轻女性面部。

3. 走罐法　又称推罐法，即先在罐口或施术部位涂适量润滑油，用手握住罐底进行推拉，推时后边着力，前边稍提起，慢慢前后推拉。此法用于面积较大、肌肉较丰厚的部位，如脊背、腰骶、大腿等。

4. 刺络拔罐法　又称作刺血拔罐法，即先将应拔罐部位的皮肤消毒，用三棱针点刺或用皮肤针叩刺，然后将火罐吸拔于点刺或扣刺部位上，使之出血，以加强刺血治疗作用。

5. 留针拔罐法　简称针罐，即先针刺待得气后留针，再以针为中心点，将火罐拔上，留置 5～10 分钟，待皮肤红润、充血或瘀血时起罐起针。

（四）起罐法

起罐法又称启罐、脱罐。拔罐后一般留罐10～15分钟即可起罐。方法是一手拿罐，一手示指或拇指轻压罐口的皮肤使空气进入罐内，火罐即可取下。

（五）适应范围

拔罐适用范围：急、慢性疼痛如风湿痹痛、腰腿痛、肩背痛、头痛、各种神经麻痹、痛经等；内脏疾病如胃痛、腹痛、腹泻、呕吐等；肺部疾病及外感疾病，如咳嗽、感冒、咯血、哮喘等；外科疾病，主要是刺络拔罐法，多适用于急性腰扭伤、慢性腰肌劳损有瘀血者和部分皮肤病，如丹毒、神经性皮炎、红丝疗、毒蛇咬伤、疮疡初起未溃等。

（六）注意事项

1. 用火罐时，动作要快，要防止烫伤皮肤。
2. 皮肤有溃疡、过敏、水肿和大血管分布部位等，均不宜拔罐。有出血性疾病以及孕妇的腰骶部、腹部亦不宜拔罐。
3. 若罐吸附力过强时，切不可强行上提或旋转提拔，以免造成损伤。

二、刮　痧

＊（一）刮痧的方法

先以刮板涂适量润滑剂，刮板与皮肤成45°角，顺单一方向平刮或竖刮，用力要均匀适中，由轻渐重，以病人耐受为度。刮拭的按压力要深透深层组织，行程15～20cm，皮下出现轻微紫红或紫黑色痧点、斑块即可。

（二）刮痧的种类

刮痧包括持具操作和徒手操作两大类。持具操作包括刮痧法、挑痧法、放痧法。徒手操作包括揪痧法、扯痧法、挤痧法、焠痧法、拍痧法。

（三）适应范围及禁忌证

各科及各系统疾病均有适应证，并能预防保健强身。有出血倾向者、消瘦体弱者不宜；五官孔窍处、孕妇腹部和腰骶部、囟门未合的小儿头部不宜；皮肤有病变处不宜。

（四）注意事项

1. 做好思想工作，告知刮后会出现瘀紫等表现，消除紧张心理，取得信任与配合。

2. 身体多个部位的刮痧顺序，遵循自上而下的原则，即头—颈项—背—腰—腹—四肢，每部位从近端向远端，或按皮肤肌肉纹理方向。

3. 刮痧时要点线面结合，即穴位、经脉、刮区皮肤。遵"宁失其穴，不失其经"的原则。

4. 刮痧后24～48小时出痧部皮肤有微痛、微热、酸胀、麻木及疲乏等，属正常反应，一般5～7天即可恢复。

5. 初次刮痧时间不宜过长，手法不宜过重，不可一味片面地求出痧。第二次应间隔5～7天后或患处无痛感时再实施。每次刮拭时间以10～15分钟为宜，每个部位刮20次左右，并以使病人能耐受或出痧为度。通常连续治疗7～10次为1个疗程，间隔10天再进行下一个疗程。

三、中药离子导入法

中药离子导入疗法是利用离子导入仪器直流电场的作用将中药离子经体表透入穴位或患部，从而达到治疗疾病目的的一种方法。

*（一）操作方法

选择体位→贴药→连接电极→固定→接通电源→调节电流强度→关闭电源→拆去沙包绷带。

（二）适应范围

中药离子导入法适用于风寒湿痹、骨质增生、神经痛、盆腔炎等。

（三）注意事项

通电量大小以患者能耐受的麻电感为宜，不可有刺痛感，告诉病人可能出现的感觉；检查治疗部位的皮肤；衬垫面积必须大于电极板，电极板的金属部分不能接触皮肤，以免灼伤。

四、中药保留灌肠法

中药保留灌肠法是将中药药液从肛门灌入并保留在结肠，通过肠黏膜的吸收，达到治疗疾病目的的一种方法。有直肠滴注法和直肠注入法两种。

★（一）操作方法

1. 直肠滴注法

（1）摆好体位，垫高及暴露臀部。

（2）将药液倒入灌肠筒内，挂于输液架上，润滑肛管前端，肛管连接输液管，排气后夹住肛管，轻轻插入直肠25cm，松开止血钳，调节滴数。

（3）滴完后，拔出肛管，用卫生纸轻轻按揉肛门。整理床单，嘱患者卧床休息，保留1小时以上，以利药物吸收。

2. 直肠注入法

（1）摆好体位，垫高及暴露臀部。

（2）润滑肛管前端，用注洗器或注射器吸取药液，连接肛管，排气后夹住肛管，轻轻插入直肠10～15cm，松开止血钳，缓缓注入药液。注毕灌入温开水5～10ml，夹住肛管，分离注洗器，轻轻拔出，用卫生纸轻轻按揉肛门。嘱患者尽量保留药液。

（二）适用范围

中药保留灌肠法适用于慢性结肠炎、慢性肾衰竭、带下病、慢性盆腔炎、慢性痢疾及便秘等。

（三）注意事项

1. 灌肠前嘱患者排尽小便，并说明目的及操作方法，以防止精神紧张。

2. 导管插入肛门时勿用力过猛，以免损伤肠道。

3. 灌肠后要观察大便颜色、质量、次数，如有特殊臭气或夹脓液、血液等应留标本。

4. 儿童及肛门松弛者，操作时应将便盆置于臀下，以免沾污衣服。

五、穴位注射法

穴位注射法是选用中西药物注入有关穴位以治疗疾病的一种方法，又称水针疗法、"封闭"，属针刺疗法。

★（一）操作方法

1. 选择适宜的消毒注射器和针头，抽取适量的药液。

2. 使患者取舒适体位。穴可注射 0.1ml，头面部可注射 0.3～0.5ml，四肢部可注射 1～2ml，胸背部可注射 0.5～1ml，腰臀部可注射 2～5ml。

3. 在穴位局部消毒后，右手持注射器对准穴位或阳性反应点，快速刺入皮下。

4. 将针缓慢推进，达一定深度后产生得气感应，如无回血，便可将药液注入。

（二）适用范围

各种痛证：如风湿关节痛、腰腿痛、坐骨神经痛、肩背痛、三叉神经痛、泌尿系结石等。各种慢性病：如胃下垂、溃疡病、神经衰弱、哮喘等。

（三）疗程

急症患者每日 1～3 次，慢性病一般每日或隔日 1 次，6～10 次为 1 个疗程。反应强烈者，可隔 2～3 日注射 1 次，穴位可左右交替使用。每个疗程间可休息 3～5 日。

（四）注意事项

1. 严格无菌操作，防止感染。

2. 孕妇的下腹、腰骶部和三阴交、合谷穴等不宜用穴位注射法，以免引起流产。年老、体弱者，选穴宜少，药液剂量应酌减。

3. 注意药物的性能、药理作用、剂量、配伍禁忌、副作用和过敏反应。

4. 一般药液不宜注入关节腔、脊髓腔和血管内。注射时如回抽有血，必须避开血管后再注射。

5. 躯干部穴位注射不宜过深，防止刺伤内脏。背部脊柱两侧穴位针尖可斜向脊柱，避免直刺而引起气胸。

六、耳穴埋豆法

耳穴埋豆法是用胶布将药豆或磁珠准确地粘贴于耳穴处，给予适度的揉、按、捏、压，使其产生热、麻、胀、痛等刺激感应，以达到治疗目的的一种外治疗法。

★（一）操作方法

1. 进行耳穴探查，找出阳性反应点，并结合病情，确定主、辅穴位。
2. 以酒精棉球轻擦消毒，左手手指托持耳廓，右手用镊子夹取剪好的小方块胶布，中心粘上一粒王不留籽，对准穴位紧贴压其上，并轻轻揉按1~2分钟。每次以贴压5~7穴为宜，每日按压3~5次，隔1~3天换1次，两耳交替或同时贴用。

（二）适用范围

耳穴埋豆法适用于内、外、妇、儿、五官、伤科及内分泌代谢等疾病，另外尚有催产、催乳功能，也可治疗食物中毒、输液反应，还可预防输血反应。

（三）注意事项

1. 贴压耳穴应注意防水，以免脱落。夏天贴压耳穴不宜过多，时间不宜过长。
2. 如对胶布过敏者，可用黏合纸代之。
3. 耳廓皮肤有炎症或冻伤者不宜采用。
4. 对过度饥饿、疲劳、精神高度紧张、年老体弱、孕妇按压宜轻，急性疼痛性病症宜重手法强刺激，习惯性流产者慎用。

七、敷贴疗法

敷贴疗法是将中药研为细末，加适量赋形剂制成糊状，贴敷于穴位或患部，以达到治疗疾病目的的一种外治疗法。新鲜中草药可洗净后直接捣烂应用。

★（一）操作方法

1. 操作者洗手，戴好口罩、帽子，向患者做必要解释，协助取合适体位，定好敷药部位。
2. 用棉球清洁局部皮肤，把调制好的药物摊在棉纸或纱布上，贴在定位处，用胶布或绷带固定。
3. 整理用物，协助病人穿好衣着，安排舒适体位。

（二）适用范围

敷贴疗法适用于外科的疖肿、痈疽、疥疮、流注、跌打损伤、肠痈等；内科的哮喘、肺痈、高血压等。

（三）注意事项

1. 对刺激性强、毒性大的药物，贴敷部位不宜过多，面积不宜过大，时间不宜过长，以免局部发疱或中毒。
2. 久病体弱或有严重心脏病、肝病者及孕妇、幼儿要慎用，必须用时要密切观察有无不良反应。

八、熏洗疗法

熏洗疗法是将中药煎沸后，先利用蒸气熏蒸，待降温适度后，再用药液洗涤患处的一种外治方法。

★（一）操作方法

1. 局部熏洗　药物煎汤取汁，趁热倒入盆中，用布将手足和盆口盖严，不使热气外泄，或用布单将头、面与盆相对盖严，或臀部坐在木架上进行熏蒸二阴，待温度适宜，再用药液浸洗。

2. 全身熏洗　药物煎汤取汁，趁热倒入浴盆中。盆内放一小木凳，高出药液面约10cm，患者坐在小木凳上，用浴罩或布单、毛毯等在上面盖住，仅暴露头部，勿使热气外泄，待水温适宜，取出小木凳，再进行洗浴，以出汗为宜。

（二）适应范围

此法临床应用广泛，在皮肤科、肛肠科、骨伤科、妇产科、儿科及五官科等许多领域都有独特疗效。如全身熏洗法主要用于皮损广泛的全身性皮肤病；局部熏洗法常用于局限性皮肤病，如手足癣、神经性皮炎、银屑病等。

（三）注意事项

1. 药液温度要适宜，时间不可过长。
2. 饱餐后、饥饿及过度疲劳时不宜熏洗，以防止大汗虚脱甚至晕厥，防止直立性低血压。
3. 妇女妊娠期及月经期不宜阴部熏洗。

九、换　药　法

（一）操作方法

1. 操作者及患者做好准备。
2. 先用手揭开外层敷料，内面向上放于弯盘内。内面敷料用镊子夹住顺伤口长轴方向揭开，防止伤口裂开或出血，若有干结黏着，用生理盐水湿润后再揭开，防止损伤新生组织。
3. 观察伤口愈合情况后，用碘伏棉球从伤口边缘向外消毒皮肤2次，再夹取盐水棉球清洗伤口，去除脓腐。如有窦道，可用探针探查并分别用过氧化氢溶液和生理盐水冲洗。

4. 根据伤口性质选用掺药均匀敷布于伤口或置药捻，盖以油纱条，再次用碘伏消毒周围皮肤后，用4～6层无菌纱布覆盖，胶布固定或绷带包扎，整理好用具。

（二）适用范围

换药法适用于疮疡、跌打损伤、烧烫伤、虫咬伤、痔瘘、湿癣等。

（三）注意事项

1. 要严格无菌操作。
2. 操作时，一把镊子传递无菌物品，一把镊子接触伤口。
3. 一般伤口每日换药1次，脓腐组织较多者可每日换2次，清洁伤口分泌物较少者可2～3日换1次。
4. 要注意保护创面新鲜肉芽组织以及创缘新生上皮组织。
5. 脓腔须引流通畅，勿将异物遗留在脓腔内，以免造成不愈合。

【模拟试题测试，提升应试能力】

一、名词解释

1. 针刺法　2. 得气　3. 留针　4. 灸法　5. 间接灸　6. 熏洗法　7. 超声雾化法　8. 留罐　9. 走罐　10. 闪罐　11. 刮痧法

二、填空题

1. 毫针的结构由＿＿＿＿、＿＿＿＿、＿＿＿＿、＿＿＿＿及＿＿＿＿构成。
2. 毫针法消毒包括＿＿＿消毒、＿＿＿消毒和＿＿＿消毒。
3. 针刺的角度是指针身与针刺部位的夹角，针身与皮肤成90°角为＿＿＿，45°角为＿＿＿，15°角为＿＿＿。
4. 施耳针操作时，出针后如发现针孔发红，先用＿＿＿＿，后用＿＿＿消毒。
5. 穴位注射时，应缓慢进针，＿＿＿后回抽无血，即可将药液注入。
6. 灸法有＿＿＿、＿＿＿、＿＿＿三种。

7. 间隔灸包括_____、_____、_____、_____四种。

8. 熏洗法具有_____、_____、_____、_____、_____治疗作用。

9. 超声雾化吸入时，应注意观察病情，吸入时_____加重或_____较甚者，应终止治疗。

10. 在伤口部位进行熏洗、浸泡时，注意_____。

11. 熏洗药液不宜过热，一般为_____，以防烫伤。

12. 熏洗一般每日一次，每次_____，视病情也可一天_____次。

13. 拔罐时，要选择_____的部位。若体位不当、移动或_____凹凸不平、毛发较多的部位均不适宜。

14. 若烫伤或留罐时间太长而皮肤起水疱时，水疱无需处理，仅敷以_____，防止擦破即可。

15. 刮痧选择施术的顺序一般是_____。

16. 凡刮治部位的皮肤有_____等均不宜采用刮痧法。

17. 推拿手法的基本要求是_____、_____、_____、_____，从而达到_____。

18. 推拿时患者适宜的体位有_____、_____、_____、_____、_____。

19. 伤筋无论是急性或慢性，_____往往是其主要症状。

20. "动"是推拿治疗伤筋的原理之一，包括三个方面，即_____、_____和_____三个方面。

21. 一般情况下，患者体质_____，操作部位在_____，病变部位在_____，手法刺激量要大，这是推拿临床中的因人制宜原则。

22. 祖国医学"通则不痛"的理论，在伤筋的推拿治疗中可具体化为_____、_____、_____三个方面。

23. 因小儿皮肉娇嫩，易于损伤，故手法要特别强调_____，_____。

三、选择题

1. 临床上选择毫针粗细、长短，应由下列哪项而定
   A. 经络的名称　　　B. 腧穴所在部位　　　C. 腧穴的名称
   D. 性别　　　　　　E. 年龄

2. 下列哪种针刺进针方法适用1.5寸以上的长针进针

A. 单手进针法   B. 双手进针法   C. 挟持进针法
D. 提捏进针法   E. 舒张进针法

3. 下列哪种针刺进针方法适用于皮肤松弛部位的进针
A. 单手进针法   B. 双手进针法   C. 挟持进针法
D. 提捏进针法   E. 舒张进针法

4. 下列除哪项外均是造成晕针的原因
A. 病人精神紧张   B. 病人体质极度衰弱   C. 术者饥饿疲劳
D. 病人饥饿疲劳   E. 术者手法不当

5. 使用穴位注射疗法，头面部穴位注射液用量为
A. 0.5～1ml   B. 1～2ml   C. 2～3ml
D. 0.1～0.5ml   E. 4～5ml

6. 将艾条一端点燃，距离腧穴皮肤2～3cm处进行烘烤，使局部有温热感的灸法是
A. 温热灸   B. 雀啄灸   C. 回旋灸
D. 艾炷灸   E. 温针灸

7. 施艾条灸的部位先后次序应本着
A. 先上后下   B. 先下后上   C. 先左后右
D. 先右后左   E. 无次序要求

8. 温针灸是哪两项疗法的结合
A. 针灸与按摩   B. 针刺与按摩   C. 针刺与艾灸
D. 艾灸与药物   E. 针刺与药物

9. 施温针疗法需将艾绒团捻于针柄上点燃，这一步骤在何时进行
A. 进针前   B. 进针后   C. 针刺得气前
D. 针刺得气后   E. 与进针前后无关

10. 熏洗药液不宜过热，为防烫伤，药液温度常为
A. 35～40℃   B. 50～70℃   C. 25～30℃
D. 50～60℃   E. 40～50℃

11. 下列不属于拔罐法适应证的是
A. 风寒头痛   B. 风寒湿痹   C. 腰背酸痛
D. 皮肤溃疡破损   E. 关节疼痛

12. 刮痧前要检查刮具边缘是否光滑，其目的是

A. 搞清刮具的质量　　　　　　　B. 搞清刮具的形状
C. 以防给病人造成不舒适　　　　D. 避免损伤皮肤
E. 判断是否需蘸润滑剂

13. 下列工具不能用于刮痧的是

A. 铜钱　　　　　B. 瓷匙　　　　　C. 有机玻璃扣
D. 硬币　　　　　E. 首饰

14. 闪火法一般留罐时间是

A. 2 分钟　　　　B. 4 分钟　　　　C. 6 分钟
D. 8 分钟　　　　E. 10 分钟

15. 刮痧法一般_____天为 1 个疗程。

A. 5　　　　　　　B. 6　　　　　　　C. 7
D. 8　　　　　　　E. 9

16. 擦法操作时使用介质的作用是

A. 增大擦动幅度　　B. 加快操作速度　　C. 防止擦破皮肤
D. 促进皮肤渗透　　E. 以上都是

17. 小儿推拿最常用的介质是

A. 葱姜汁　　　　B. 滑石粉　　　　C. 白酒
D. 凉水、井水　　E. 蛋清

18. 常用于冬春季节风寒感冒的介质是

A. 外用药酒　　　B. 冬青膏　　　　C. 红花油
D. 葱姜汁　　　　E. 麻油

19. 关于急性伤筋的处理，以下正确的是

A. 损伤当时应热敷　　　　　　B. 损伤当时应冷敷
C. 损伤 24 小时内禁止推拿　　D. 手法总宜轻柔
E. 以痛制痛

20. 推拿疗法的以下注意事项中错误的是

A. 术者应勤剪指甲　　B. 术者手法先重后轻　　C. 术后受术者轻松舒适
D. 治疗室温度适宜　　E. 术者态度平和

21. 推拿疗法的以下禁忌证中错误的是

A. 急性传染病　　B. 烧伤患者　　C. 疲劳者
D. 骨折　　　　　E. 出血性疾病

22. 下列哪项不是一指禅推法的动作要领
    A. 腕部放松　　　　　　　　　　B. 沉肩垂肘悬腕
    C. 大拇指指端着力于一定部位　　　D. 频率220～250次/分
    E. 肘部为支点

23. 抖法的操作要求是
    A. 颤动幅度要大，频率要快　　　　B. 颤动幅度要大，频率要慢
    C. 颤动幅度要小，频率要快　　　　D. 颤动幅度要小，频率要慢
    E. 以上都不是

24. 关于振法的叙述不正确的是
    A. 运用肌肉强力地静止性作用力　　B. 操作时力量要集中于着力部位
    C. 振动的频率较高　　　　　　　　D. 着力稍轻
    E. 有指振法和掌振法之分

25. 振法可用于
    A. 胸部　　　　B. 腹部　　　　C. 头面部
    D. 全身各部　　E. 腰背部

26. 以下对按法的论述错误的是
    A. 着力部位紧贴体表，不可移动
    B. 用力由轻到重，不可猛然按压
    C. 往返推动
    D. 常用于腰背和腹部
    E. 可放松肌肉，开通闭寒，活血止痛

27. 拍法的操作要求是
    A. 手指自然外展　　　　　　　　B. 掌指关节伸直
    C. 平稳而有节奏地拍打患部　　　D. 实掌平击体表
    E. 以上都不是

28. 根据手法动作形态通过直观描述法来命名的手法是
    A. 一指禅推法　　B. 推法　　　　C. 退六腑
    D. 摩腹　　　　　E. 飞经走气

29. 擦法运动形式是
    A. 单向直线　　　B. 往返直线　　C. 环形
    D. 弧形　　　　　E. 不确定

30. 下列有关按法的表述，不正确的是
A. 可用拇指指端按压　　B. 可用拇指指腹按压　　C. 可用掌部按压
D. 按住后移动　　　　　E. 常与揉法组成复合手法

31. 拿法可以看成是一种复合手法，以下除哪项外皆可用拿法
A. 颈项部　　　　B. 头部　　　　C. 四肢部
D. 胸胁部　　　　E. 肩部

32. 急性腰扭伤治疗期间，患者应
A. 卧床休息　　　　B. 加强功能锻炼　　C. 腰部制动半个月
D. 动静结合　　　　E. 适当活动

33. 一指禅推法的操作频率一般是
A. 50～90次/分　　B. 90～120次/分　　C. 120～160次/分
D. 160～200次/分　E. 以上都不是

34. 关于摩法操作时的动作要领叙述错误的是
A. 下压力大　　　　B. 指掌自然伸直　　C. 腕部放松
D. 动作缓和　　　　E. 肘自然屈曲

35. 关于推法操作时的动作要领叙述正确的是
A. 直线往返移动　　B. 直线单向移动　　C. 直线环转移动
D. 直线跳跃移动　　E. 以上都不是

36. 常用的摇法不包含
A. 颈项部摇　　　　B. 肩关节摇　　　　C. 髋关节摇
D. 膝关节摇　　　　E. 踝关节摇

四、问答题

1. 简述针刺补泻的手法。
2. 简述针刺护理及注意事项。
3. 穴位注射疗法的护理及注意事项是什么？
4. 灸法的护理及注意事项是什么？
5. 试述熏洗法的操作程序。
6. 试述超声雾化法的护理及注意事项。
7. 试述超声雾化法的操作程序。
8. 简述拔罐法的护理及注意事项。
9. 简述刮痧的操作方法。

10. 简述摩法的操作及要领。
11. 简述擦法的操作及要领。
12. 简述抖上肢的操作。
13. 试述一指禅推法的操作及要领。
14. 试述拿法的操作及其要领。

（喻国华）

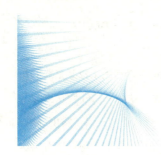

参考答案

绪 论

一、名词解释

1. 整体观念:是中医学关于人体自身完整性及人与自然、社会环境统一性的认识。

2. 辨证论治:是运用中医学理论辨析有关疾病的资料以确立证候,论证其治则、治法、方药并付诸实施的思维和实践过程。

3. 病:即疾病,是致病邪气作用于人体,人体正气与之抗争而引起机体阴阳失调、脏腑组织损伤或生理功能失常的一个完整的生命过程。

4. 证:即证候,是疾病过程中某一阶段或某一类型的病理概括,一般由一组相对固定的、有内在联系的、能揭示疾病某一阶段或某一类型病变本质的症状和体征构成。

5. 症:即症状,是疾病过程中表现出的个别、孤立的现象,可以是病人异常的主观感觉或行为表现,如恶寒发热、恶心、呕吐、烦躁易怒等,也可以是医生检查病人时发现的异常征象,如舌苔、脉象等。

6. 同病异护:对同一疾病根据其病程各时期所表现出的不同的证候,给予不同的护理称为"同病异护"。

7. 异病同护:不同的病由于病机相同而出现了相同的证候,而采取了同一种护理方法称为"异病同护"。

二、填空题

1. 诸病源候论 2. 刘完素 寒凉派 3. 千金方 4. 吴有性(又可)《温疫论》 5. 卫气营血 三焦 6. 整体观念 辨证论治 7. 人体自身的整体性 人与自然、社会环境的统一性 8. 某阶段 某类型

三、选择题

1～5　BDDEB　6～10　CDBAA　11～15　DCABE　16～20　DECCA

四、问答题

1. 刘完素、张从正、李杲、朱震亨等所创学派对中医学理论的发展起到了极其重要的作用，被后人尊为"金元四大家"。刘完素创河间学派，倡导火热论。认为"六气皆从火化"，百病皆因火热，故在治疗中力主寒凉清热，后人称为"寒凉派"。张从正则提出"病由邪生，攻邪已病"，治病以汗、吐、下三法攻邪为主，后人称其为"攻下派"。李杲强调胃气对发病的重要意义，倡导"百病皆由脾胃衰而生"，善用温补脾胃之法，后人称之为"补土派"。朱震亨创造性地阐明了相火的常变规律，在"相火论"的基础上提出"阳常有余，阴常不足"的结论。治疗上倡导"滋阴降火"，后人称之为"滋阴派"。

2. 人体以五脏为中心，通过经络的沟通，把各种不同生理功能的器官和组织结构联系起来，在生理上相互合作，共同完成机能活动，如脏腑与气血津液相互联系、五脏五官相互合作；在病理上相互影响，如各器官病变可相互影响、内脏病变影响皮肉筋骨等。故人体是一个不可分割的有机整体。

3. 辨证与论治是诊治疾病过程中相互衔接、不可分割的两个方面：辨证是认识疾病，确立证候的思维和实践过程；论治是依据辨证的结果，确立治法和处方遣药的思维和实践过程。辨证是论治的前提和依据；论治是辨证的延续，也是对辨证正确与否的检验，辨证正确，才能正确治疗，疗效自然显著。

4. 病、证、症三者既有区别又有联系，病与证虽然都是对疾病本质的认识，但病的重点是全过程，证的重点在现阶段；症状和体征是病和证的基本要素，疾病和证候都是由症状和体征构成的。有内在联系的症状和体征组合在一起即构成证候，反映疾病某一阶段或某一类型的病变本质；各阶段或类型的证候贯串在一起便是疾病的全过程。

5. 辨证施护就是按照辨证论治的原则去护理患者。将中医学辨证论治的原则进一步应用到护理工作中，称为辨证施护，是中医护理学的基本特点之一。

辨证施护分为辨证和施护两部分。辨证是施护的前提和依据，施护即根据辨证的结果，遵循辨证的理论确定相应的护理措施。施护是护理疾病的方法，同时也是检验辨证的手段。辨证施护的过程，就是认识和护理疾病的过程。辨证和施护在诊断和护理疾病的过程中，是相互联系和相互依赖的，是理论和实践相结合的体现，是中医护理的基本法则。

第一章 中医基础理论

一、名词解释

1. 阴阳失调：阴阳"消长"关系超过了一定限度（常阈），出现了阴阳某一方面的偏盛或偏衰，称"阴阳失调"。

2. 五味：酸、苦、甘、辛、咸。

3. 阴偏盛：是人体热能不足，导致阴相对偏盛，出现面色苍白、畏寒肢冷、神疲蜷卧、自汗、脉微等表现。

4. 热者寒之：阳盛实热证，用寒凉方法以制其阳，治热用寒。

5. 金乘木：当木过于衰弱时，金对木乘虚侵袭，发生金对木的过度克制现象，称"木虚金乘"。或当金过于强盛时，发生金对木的过度克制现象，称"金盛乘木"。

6. 反侮：侮，即欺侮，有恃强凌弱之意。相侮的次序与相克相反，即反克，又称反侮。

7. 比类取象：五行的归类推演方法。按照木、火、土、金、水的不同性质、形态与作用，将自然界事物及人体脏腑组织归属于木、火、土、金、水五行之中。

8. 后天之精是脾胃活动产生的水谷之精微，藏之于肾，输送到五脏六腑，以维持人体的生命活动。

9. 神有广义和狭义之分。广义的神，是指整个人体生命活动的外在表现；狭义的神，是指人的精神、意识、思维活动。

10. 心在五行属火，位居于上而属阳；肾在五行属水，位居于下而属阴。心火必须下降于肾，肾水必须上济于心，这样，心肾之间的生理功能才能协调，称为"心肾相交"。

11. 藏，是指藏于体内的内脏；象，是指内脏的系统结构以及表现于外的生理、病理现象。

12. 统，是统摄、控制的意思，即脾有统摄血液在血脉之中运行而不溢于脉外的功能。

13. 肾阳，又称元阳、真阳，是人体阳气的根本，对机体各个脏腑组织器官起着推动、温煦作用。

14. 肺朝百脉是指全身的血液都通过血脉而汇聚于肺，通过肺的呼吸，进行体内外清、浊之气的交换，然后将富含清气的血液输送到全身的作用。

15. 肝藏血是指肝有贮藏血液和调节血量的生理功能。

16. 气的含义有二，一是构成人体和维持生命活动的最基本物质；二是脏腑经络的功能活动。

17. 气化，是指通过气的运动而产出的各种变化。即精、气、血、津液各自的新陈代谢及其相互转化。如精化气，气化血。

18. 温煦，指的是阳气气化生热，温煦人体的作用。具体体现在维持人体正常体温的恒定；温煦各脏腑、经络等组织器官以维持正常的生理活动；促进血和津液等液态物质的正常循行，即"得温而行，得寒而凝"。

19. 气机不畅，是指气的升降出入运动受到阻碍。如肺失宣降、脾气下陷、胃气上逆。

20. 津液，是机体一切正常水液的总称。包括各脏腑组织器官的内在体液及其正常的分泌液，如胃液、肠液、涕、泪等。

21. 经络：是经脉和络脉的总称，是运行全身气血，联系脏腑形体官窍，沟通上下内外，感应传导信息的通路系统，是人体结构的重要组成部分。

22. 经络学说：是研究人体经络系统的概念、构成、循行分布、生理功能、病理变化及其与脏腑形体官窍、精气血神之间相互联系的基础理论。

23. 十二经脉：是经脉中的主要部分，气血运行的主要通道。包括手三阴、手三阳、足三阴、足三阳共十二条。十二经脉又称为正经。

24. 奇经八脉：指有异于十二正经的八条经脉，包括督脉、任脉、冲脉、带脉、阴维脉、阳维脉、阴跷脉、阳跷脉。由于它们的分布不像十二经脉那样规则，与脏腑无络属关系，彼此之间也无表里关系，与十二正经不同，故称为"奇经"。

25. 经别：即别行的正经，它们是从十二正经别出，深入躯体深部，循行于胸、腹及头部的重要支脉，具有加强十二经脉中相为表里的两经之间联系的作用，又称"十二经别"。

26. 病因：引起疾病的原因就是病因，又可称为致病因素。

27. 六淫：是风、寒、暑、湿、燥、火六种外感病邪的统称。

28. 伤寒：寒客肌表，郁遏卫阳者，称为伤寒。

29. 七情内伤：是指喜、怒、忧、思、悲、恐、惊七种内伤致病因素。包括突然强烈或长期持续的情志刺激，超越了人体的生理和心理适应能力，损伤机体脏腑精气，导致功能失调。人体正气虚弱，脏腑精气虚衰，对情志刺激的适应能力低下，因而导致或诱发疾病的发生。

30. 瘀血：是体内血液凝聚停滞所形成的病理产物。既指积于体内的离经之血，又包括阻滞于血脉及脏腑内运行不畅的血液。

二、填空题

1. 阴阳对立、阴阳互根、阴阳消长、阴阳转化　2. 阳、阴、阳、阴、阳、阴、阳　3. 热、寒、补、泻　4. 阳、阴、热、寒　5. 阴阳互根　6. 木生火、火生土、土生金、金生水、水生木　7. 木克土、土克水、水克火、火克金、金克木　8. 喜、思、忧、恐　9. 木、土　10.虚则补其母　11.母病及子　12.母病及子、子病及母　13.制化　14.实证、虚证　15.木、土、火、土、金　16.传化物　17.肺　18.输布精微和津液、宣发卫气　19.合皮　20.脾主运化、主统血、主升清　21.肺主气、司呼吸、主宣发和肃降、通调水道、朝百脉、主治节　22.运化水谷、运化水湿　23.胃、脑　24.疏泄不及　25.骨、耳及二阴、唾　26.五软、早衰　27.肾　28.通行元气、水液运行的道路　29.合肌肉、主四肢、口、唇　30.生殖繁殖的基本物质、促进人体生长发育　31.主决断、贮藏和排泄胆汁　32.推动作用、温煦作用、固摄作用、气化作用、防御作用、营养作用　33.心、肺、肝、脾　34.气能摄血　35.无汗、无血　36.血　37.水谷精微、自然界的清气　38.推动肺的呼吸、贯注心脉、助心脏推动血液循行　39.气化是血液生成的动力、气（营气）为化生血液的原料　40.气能生血、气能行血、气能摄血　41.脾统血　42.经络学说　43.络脉　44.手太阴肺经　45.手厥阴心包　46.手少阳三焦经　47.督脉　48.带脉　49.四肢、表里两经　50.任脉之络、督脉之络、渗灌气血　51.关节运动、经络之气　52.中焦　53.冲脉　54.阴阳跷脉　55.燥、风、火　56.痰饮、瘀血、结石　57.辨证求因　58.劳力过度、劳神过度、房劳过度　59.行痹、痛痹、着痹　60.口鼻、肌肤　61.五味偏嗜、寒热偏嗜

三、选择题

1～5　DDEAC　6～10　CAACD　11～15　BAACA　16～20　DBECB
21～25　CBCBD　26～30　CBCAA　31～35　DEBAD　36～40　DAADC
41～45　DDDBA　46～50　BEDCD　51～55　AACCB　56～60　ABAED
61～65　ABDCD　66～70　CDDAD　71～75　DDACA　76～80　BCBAC
81～85　DEBEA　86～90　DDBDC　91～95　EECAB　96～100　CDEDB
101～105　BCBDE　106～110　BCCAD　111～115　CEBEB　116～120　CEABD
121～125　ABDAE　126～130　BEDCA　131～135　BDACE　136～140　DCBDB
141～145　CDCEB　146～150　BEADE　151～155　CBCAD　156～160　DEBCE

四、问答题

1.阴阳学说的基本内容可以概括为阴阳对立、阴阳互根、阴阳消长、阴阳转化四个方面。

（1）阴阳对立：自然界一切事物或现象，都存在着相互对立的两个方面。对立的双方，一是两者属性完全相反；二是阴阳之间的相互制约、相互斗争。

（2）阴阳互根：指阴阳相互依存。阴阳双方中任何一方都不能脱离另一方而单独存在，每一方都必须以其相对的另一方的存在作为自己存在的条件。

（3）阴阳消长：消为减少，长为增加，指阴阳双方量的增减运动变化。事物发展的正常状态下，允许阴阳在一定范围内的波动，以维持阴阳之间相对动态的平衡。如果这种"消长"

关系超过了一定限度，就会出现阴阳某一方面的偏盛或偏衰，疾病就由此而生。

（4）阴阳转化：指对立的阴阳双方，在一定条件下（极和重），各向其相反面转化。阴阳的转化是由量变到质变的过程。

2.疾病的发生、发展过程就是邪正斗争的过程。病邪有阴邪和阳邪之分，正气有阳气和阴精之别，邪正斗争导致阴阳失调，可出现阴阳的偏盛或偏衰。①阳偏盛则热，是病理变化中火热阳邪亢盛而表现出来的高热、汗出、口渴、面赤、脉数等热的病变。阳盛可导致阴液的损伤，因此在高热、汗出的同时，出现阴液耗伤而口渴的现象，属于阳长阴消。②阴偏盛则寒，是病理变化中阴寒之邪亢盛而表现出来的形寒肢冷、舌淡苔白、脉沉等寒的病变。阴盛可以导致阳气的损伤，因此在腹痛、泄泻、舌淡苔白、脉沉的同时，出现阳气耗伤而形寒肢冷的现象，属于阴长阳消。③阳虚是人体热能不足，导致阴相对偏盛而出现面色苍白、畏寒肢冷、神疲蜷卧、自汗、脉微等表现。④阴虚是人体的阴液不足，阳相对偏亢而出现潮热、盗汗、五心烦热、口舌干燥、脉细数等表现。综上所述，尽管病理变化错综复杂，都可用阴阳失调加以概括。

3.五行是古人用以说明事物间的相互联系和运动变化规律的一种理论。

（1）五行相生规律：相生即相互滋生，是指一种事物助长、促进另一种事物的生长和发展之意。相生的次序是：木生火、火生土、土生金、金生水、水生木。在相生关系中，任何一行都有"生我"、"我生"两方面的关系，"生我"者为母，"我生"者为"子"。所以，五行相生关系又称为"母子关系"。

（2）五行相克规律：相克即相互制约，是指一种事物克制、抑制另一种事物的生长和发展之意。五行相克的次序是：木克土、土克水、水克火、火克金、金克木。在相克的关系中，任何一行都有"克我"、"我克"两方面的关系，"克我"者为"所不胜"，"我克"者为"所胜"。所以，五行相克关系又称为"所胜"与"所不胜"的关系。

（3）制化规律：制即制约，化是化生。五行相生中寓有相克，相克中寓有相生。没有生，就没有事物的发生和成长；没有克，就不能维持正常协调关系下的变化与发展。必须生中有克，克中有生，才能维持和促进事物相对的平衡协调和发展变化。

制化规律是木克土、土生金、金克木；火克金、金生水、水克火；土克水、水生木、木克土；金克木、木生火、火克金；水克火、火生土、土克水。以此来维持五行之间的平衡。

4.（1）根据五行相生规律确定的治疗方法有补母法和泻子法。补母法主要用于虚证，如肾阴不足，导致肝阴不足，称"水不涵木"，其治法为"滋水涵木"法，是通过补肾阴来养肝阴，因为肾为肝母，所以补肾水可以生肝木。泻子法多用于实证，如肝火炽盛，可采用泻心火的方法，以达到泻肝火的目的。因肝木是母，心火是子，用泻心火的方法，可以达到泻肝火的目的。益火补土（补心火以生脾土）、培土生金（补脾土以生肺金）、金水相生（补肺金以生肾水）皆属此类。

（2）根据相克规律确定的治疗方法有抑强法和扶弱法。抑强法用于相克太过，如肝气犯胃克脾，出现肝脾不调，肝胃不和之证，称"木旺克土"，其治法为"抑木扶土"，因为肝为脾所不胜，所以抑制肝强可以防止脾虚，而达到健脾目的。扶弱法用于相克不及，如肝虚郁滞，影响脾胃健运，称为"木不疏土"，治宜补肝为主，兼顾健脾，以加强双方的功能。培土制水（补脾土以制肾水）、佐金平木（补肺金以制肝木）、泻南补北（泻心火以补肾水）皆属此类。

5. 肺主肃降是指肺气清肃、下降的功能。①吸入清气，参与气的生成。②将吸入的清气和由脾转输于肺的津液与水谷精微向下布散于全身，以供脏腑组织生理活动的需要。③肃清肺和呼吸道内的异物，以保持呼吸道的洁净。

6. 脾与胃之间的关系，具体表现在纳与运、升与降、燥与湿几个方面。①脾主运化，胃主受纳和腐熟，两者密切合作，才能完成饮食的消化吸收和水谷精微输布。②脾主升清，吸收和输布水谷精微；胃主降浊，将受纳的食物初步消化后，向下传送到小肠，并通过大肠把糟粕浊秽排出体外。③脾为阴脏，喜燥恶湿；胃为阳腑，喜润恶燥。脾胃之间纳运协调、升降相因、燥湿相济，相反相成，饮食水谷才能消化吸收，水谷精微得以布散。脾胃为后天之本，在食物的受纳、消化、吸收和输布的生理过程中起主要作用。如果脾虚不运，则胃的受纳和通降功能受影响，出现食少、恶心、呕吐等症。同样，如果饮食不节，胃失和降，也会影响脾的运化功能，出现腹胀、腹泻等症。

7. 水液的输布排泄主要是依靠脾、肺、肾和三焦等脏腑生理功能的综合作用完成的。①脾主运化，吸收水液，并将津液上输于肺。②肺通调水道，为水之上源。一方面，肺接受从脾转输而来的津液后，通过宣发和肃降，将津液输布全身，灌溉脏腑、形体和诸窍。利用后的水液经肺气宣发，形成汗液，由汗孔排出体外。并在呼气时排出部分水汽。另一方面，通过肃降作用，将津液输布至肾和膀胱。③肾主水，对津液输布、排泄起着主宰作用。通过肾中阳气的蒸腾气化，清者蒸腾，重新吸收，经三焦上输于肺而布散于全身，浊者化为尿液，注入膀胱，在肾的控制下，定时排出体外。④三焦是津液在体内流注输布的通道。若脾、肺、肾功能失调，则影响津液的生成、输布和排泄等过程，破坏津液代谢的平衡，从而导致津液生成不足，或输布障碍，水液停滞，或津液大量丢失等病理改变。

8. 脾在消化吸收过程中的作用：①助胃、小肠磨谷消食，使之化为水谷精微和糟粕。②脾吸收水谷精微和津液，并将其转输至心肺。③将水谷精微上输心肺而化为气血等重要生命物质。脾运化的水谷精微和津液是生成血液的主要物质基础，经过心肺的气化作用生成气血。脾的运化功能强健，称作"脾气健运"。只有脾气健运，消化吸收功能健全，才能为化生气血等提供足够的养料，给全身脏腑组织提供充分的营养。反之，若脾失健运，就会出现腹胀、便溏、食欲不振以至倦怠、消瘦和头晕眼花，面、唇、舌、爪甲淡白等气血不足类病理变化。

9. 心主血脉的生理作用有二：一是推动血液在脉内运行，以运载输送营养物质，使整个身体都获得充分的营养。心气是血液循环的动力。二是生血，使血液不断地得到补充。脾胃消化饮食，生成水谷精微，通过脾的吸收，上输给心肺，在肺部进行吐故纳新之后，贯注心脉变化而赤成为血液。心血充足，则心脏搏动如常，脉象和缓有力，节律调匀，面色红润光泽。若心脏发生病变，则会通过心脏搏动、脉搏、面色等方面反映出来。如心气不足，血脉空虚，则见面色无华，脉象细弱无力，甚则发生气血瘀滞，而见面色灰暗、唇舌青紫、心前区憋闷和刺痛，脉象结、代、涩等。

10. 脾胃对饮食水谷的消化吸收功能称"胃气"，其对人体生命和健康至关重要。认为"人以胃气为本"。胃气强则五脏俱盛，胃气弱则五脏俱衰。胃气可表现在食欲、舌苔、脉象和面色等方面。一般以食欲如常，舌苔正常，面色荣润，脉象从容和缓、不快不慢，称之为有胃气。胃气的有无是判断预后吉凶的重要依据，即有胃气则生，无胃气则死。因此，保护胃气，实际上是保护脾胃的功能。临证护理用药应切记"勿伤胃气"，否则胃气一败，百药难施。

11. 藏血是疏泄的物质基础，疏泄是藏血的功能表现。肝的疏泄全赖血之濡养作用，又赖肝之功能正常才能发挥其作用。所以肝的疏泄与藏血功能之间有着相辅相成的密切关系。在生理上，肝正常疏泄，才能保证气机的调畅而使血行不致瘀滞。在病理上，肝失疏泄可以影响血液的归藏和运行。如肝气郁结，气机不畅，则血亦随之而瘀滞。若疏泄太过，肝气上逆，血随气逆，又可导致出血。在生理上，肝主藏血，血能养肝，使肝阳不亢，保证肝主疏泄的功能正常。

12. 卫气的生理功能有三个方面：①护卫肌表，防御外邪入侵。②温养脏腑、肌肉、皮毛等。③调节控制腠理的开合、汗液的排泄，以维持体温的相对恒定等。

13. 血液的正常运行有赖于血液的充盈、脉管系统的完整性及心、肺、肝、脾四脏为主的脏腑生理功能正常。①心主血脉，推动血液在脉管中运行。②肺朝百脉，辅助心脏，推动和调节血液的运行。③脾主统血，脾气健旺，气血充盛，则气的固摄作用就强健，血液在脉中运行，才不会逸出脉外。④肝主藏血，具有贮藏血液和调节血流量的功能。根据人体的不同情况，静则藏血于肝，动则流注于脉，调节脉管中血液流量，使循环中的血液维持在一个恒定水平上。

14. 气的固摄是指气对血、津液、精液等液态物质的稳固、统摄，以防止无故流失的作用。气能摄血，使之循行于脉中，而不至于逸出脉外；气能摄津，约束汗液、尿液、唾液、胃肠液等，调控其分泌量或排泄量，防止其异常丢失；固摄精液，防范频繁遗泄。气的固摄作用减退，将导致机体气血、津液的流失，出现精滑不禁、泻痢不止、小便失禁、久汗伤气、下血不止等病证。

15. 津液在体内的输布，主要靠脾、肺、肾、肝和三焦等脏腑的协调配合完成。

（1）脾气散精：包括将津液上输于肺；以及将津液直接向四周布散至全身。

（2）肺主行水：通过宣发作用将津液向身体外周体表和上部布散；在肃降作用下，将津液向下、向内布散，以发挥津液的滋润濡养作用，同时津液向下输布于肾，体现了"肺主行水"的生理功能。

（3）肾主津液：肾的蒸腾气化是津液代谢的主宰和原动力。

（4）肝主疏泄：调畅气机，气行则水行。若肝失疏泄，气机郁结，则会影响津液的运行，使水液停滞，产生痰饮、水肿以及痰气搏结的瘿瘤、梅核气等病证。

（5）三焦决渎：三焦是津液在体内流注布散的通道。

津液的排泄主要依靠肺、脾、肾三脏的综合作用，最终以汗、呼气、尿、粪的方式完成。

16. 以十二经脉为主体的经络系统具有四大功能：①沟通联系作用：沟通脏腑与体表、脏腑与官窍以及脏腑之间、经脉之间的联系作用。②运输渗灌气血作用。③感应传导作用。④调节各脏腑形体官窍功能活动的作用。

17. 十二经脉的走向有一定规律可循：手三阴经从胸腔内脏走向手指端，交手三阳经；手三阳经从手指端走向头面部，交足三阳经；足三阳经从头面部走向足趾端，交足三阴经；足三阴经从足趾端走向腹部或胸部，交手三阴经。

18. 十二经脉有六对表里经：即手足阳明和太阴相表里，手足少阳和厥阴相表里，手足太阳和少阴相表里。相表里的经脉相互属络脏腑，阴经属脏络相表里的腑，阳经属腑络相表里的脏。既加强了表里两经联系，又促进相表里的脏与腑在功能上的协调配合。相表里两经及所属络脏腑病理上可相互影响，治疗时可交叉取相表里两经的腧穴。

19. 经络系统的组成中，除经脉、络脉外，还包括连属部分。经络对内连属各个脏腑，对外连于筋肉、关节、皮肤，因而脏腑、经筋、皮部可作为经络系统的连属部分。

20. "经"，有路径、途径之意，经脉是经络系统的主要通路，即主干。"络"，有联络、网络之意，络脉是经脉的分支，错综联系，遍布全身。对经脉和络脉的区别，虽有多种说法，但应以"经为主干，络为分支"为准则。

21. 凡能导致疾病发生的原因即是病因。包括六淫、疠气、七情、饮食、劳逸、持重努伤、外伤及虫兽伤、寄生虫、药邪、医过、先天因素、痰饮、瘀血、结石等。

22. 六淫致病有五个方面的共同特点：一是外感性，六淫之邪多从肌表、口鼻侵犯人体而致病；二是季节性，六淫致病常有明显的季节性；三是地域性，其致病常与居住地区和环境密切相关；四是单一性与相兼性，六淫邪气即可单独侵袭人体而致病，也可两种以上外邪相兼同时侵犯人体而致病；五是转化性，其致病后，在疾病的发展过程中，其病理性质可以发生转化。

23. ①风为阳邪，其性开泄，易袭阳位。②风性善行而数变。③风性主动。④风为百病之长。

24. 七情，是指喜、怒、忧、思、悲、恐、惊七种正常的情绪活动，是人体的生理和心理活动对外界环境刺激的不同反应，属于人人皆有的情绪体验，一般情况下不会导致或诱发疾病。只有突然强烈或长期持续的情志刺激，超越了人体的生理和心理适应极限，而损伤机体脏腑精气。另外，人体正气虚弱，脏腑精气虚衰，对情志刺激的适应调节能力低下，因而导致疾病发生或诱发疾病，此时的七情则称之为"七情内伤"。

25. 七情致病的特点：一是直接伤及内脏，尤其易导致心、肝、脾三脏病变。因心主神，为五脏六腑之主，故七情致病皆从心而发；二是影响脏腑气机，导致气血运行紊乱，如怒则气上，喜则气缓，悲则气消，恐则气下，惊则气乱，思则气结；三是影响病情变化，许多疾病，当患者有剧烈情绪波动时，往往会使病情加重或急剧变化。

26. 血瘀是指血液运行不畅或血液瘀滞不通的病理状态，属于病机学概念。而瘀血是指能继发新病变的病理产物，属于病因学概念。

第二章　诊　　法

一、名词解释

1. 得神：亦称"有神"。临床表现为精神充沛，表情自然，反应灵敏，两目灵活，面色红润，呼吸平稳，肌肉不削，动作自如。表示脏腑功能正常，正气充足，为健康的表现；或虽病而正气未伤，病轻易治，预后良好。

2. 少神：亦称"神气不足"。临床表现为精神不振，两目乏神，面色少华，少气懒言，肌肉松软，动作迟缓。表示正气不足，精气已虚，脏腑功能减弱，多见于虚证。

3. 失神：亦称"无神"。临床表现为精神委靡，表情淡漠，反应迟钝，两目晦暗，面色无华，呼吸微弱或喘促无力，大肉已脱，动作艰难，甚至神志昏迷。表明正气大伤，脏腑功能衰败，病重难治，多见于慢性久病重病之人，预后不良。

4. 假神：久病、重病之人，精气本已极度衰竭，而突然出现某些神气暂时好转的虚假表现。临床表现为突然神志清楚，但烦躁不安、言语不休，目光转亮却浮光外露，两颧泛红如妆，欲进饮食，想起床活动，但不能自己转动等。

5. 神乱：指神志错乱失常，多见于癫、狂、痴、痫、脏躁等病人。临床表现为焦虑、恐惧、狂躁不安、淡漠痴呆或猝然昏仆。

6. 谵语：指神志不清，语无伦次，声高有力，多为热扰心神之实证。

7. 郑声：指神志不清，语言重复，时断时续，声音微弱者，多属心气大伤之虚证。

8. 独语：指喃喃自语，喋喋不休，见人辄止，多为心气不足或痰气蒙心，常见于癫病、郁证。

9. 狂言：指精神错乱，语无伦次，狂叫骂詈，多为痰火扰心或热入心包，多属阳证、实证，常见于狂病。

10. 言謇：指神志清楚，思维正常而吐字困难，吐字不清晰者，多因风痰阻络所致，为中风先兆或中风后遗症。

11. 斑疹：凡色深红或青紫，多点大成片，平铺于皮肤，抚之不碍手，压之不褪色者为斑；凡色红，点小如粟米，高出皮肤，抚之碍手，压之褪色者为疹。

12. 少气：又称气微，指呼吸微弱而声低，气少不足以息，言语无力的表现，主诸虚劳损。

13. 气短：呼吸短促，息虽促而不能接续，为气短。

14. 喘：呼吸困难，短促急迫，甚则张口抬肩，鼻翼扇动，难以平卧，为喘。

15. 嗳气：指胃中气体上出咽喉所发出的一种声长而缓的症状，是胃气上逆的一种表现。

16. 主诉：指患者就诊时最感痛苦的症状、体征及持续时间。

17. 除中：危重病人，本来毫无食欲，突然索食，食量大增，称为"除中"，因胃气衰败所致，是假神的表现之一。

18. 壮热：高热（体温在39℃以上）持续不退，不恶寒，只恶热，称为壮热。常见于外感温热病气分阶段，属里实热证，多兼大汗、大渴、脉洪大等。

19. 盗汗：指睡时汗出，醒则汗止者，多见于阴虚证。

20. 绝汗：又称脱汗，指在病情危急的情况下，出现大汗不止症状，称之。常是亡阳或亡阴的表现。

21. 战汗：指病人先恶寒战栗而后汗出的症状。常见于温病或伤寒邪正剧烈斗争的阶段，是病变的转折点。

22. 里急后重：指腹痛窘迫，时时欲便，肛门重坠，排便不爽，多为湿热痢疾。

23. 肛门气坠：指肛门部有下坠感，甚至出现脱肛。多因中气虚弱或久痢久泻。

24. 癃闭：是排尿异常的一种表现，小便不通，点滴而出称为"癃"，点滴不出称为"闭"，合称"癃闭"，多因湿热下注、瘀血或结石阻滞、肾阳不足所致。

25. 相兼脉：又称复合脉，凡两个或两个以上脉象相兼出现的脉。

二、填空题

1. 两目、神情 2. 晦暗、枯槁 3. 寒证、痛证、气滞血瘀、惊风 4. 津液的盈亏、疏布 5. 气阴两虚 6. 有形实邪阻滞 7. 触摸按叩 8. 畏寒、阳虚 9. 寸关尺 10. 浮中沉 11. 节律整齐 12. 疼痛、肿块 13. 里证、热证、热重、热极 14. 淡红舌薄白苔 15. 喉间哮鸣有声 16. 苔质润燥 17. 实热证 18. 睡时汗出　醒后汗止 19. 突然局部暂时的好转 20. 脾虚、湿证 21. 和缓从容流利 22. 苔腻、脉滑 23. 脉率快慢 24. 重痛 25. 明润含蓄 26. 淡白 27. 冷汗如水 28. 邪气浅深轻重 29. 湿浊、痰饮、食积 30. 寸口诊法 31. 肝胆病 32. 胃火炽盛 33. 促结代脉 34. 寒湿下注、湿热下注 35. 胃火炽盛、胃阴不足

三、选择题

1~5 BCBDA   6~10 CDBAC   11~15 AECCE   16~20 DDCAE
21~25 DCABC   26~30 ADADB   31~35 BEADA   36~40 DBCCB
41~45 DBCBD   46~50 DEABD   51~55 AECCE

四、问答题

1. 面色：面色晦暗无华；两目：目无光彩，眼球呆滞；精神：精神委靡不振或郑声神昏；形体：反应迟钝，动作艰难，呼吸微弱或喘促无力，肉削著骨。

临床意义：提示脏腑精气亏虚已极，正气大伤，功能活动衰竭，多见慢性久病之人。

2. 特征表现：久病重病之人，本已失神，突然精神转佳，神志清楚；或本已目无光彩，突然目光转亮；或本已面色无华，突然两颧泛红如妆，游移不定。或本已久病少言懒语，突然言语不休，想见亲人；或本已久病不能进食，或已无食欲，突然欲进饮食或暴食。

临床意义：提示脏腑精气耗竭殆尽，正气将绝，阴不敛阳，虚阳外越，阴阳即将离决，属病危。常见于临终之前，是死亡预兆，古人比作"回光返照"、"残灯复明"。

3. 假神：重病久病者，突然出现个别症状短暂"好转"的假象，提示脏腑精气耗竭殆尽，正气将绝，阴不敛阳，虚阳外越，阴阳即将离决，属病危。

鉴别：假神多在重病治疗无效的前提下，突然出现个别现象的局部"好转"，与整体病情危重的情况不一致；重病好转，是在治疗有效的基础上，从个别症状的改善，逐渐发展到全身稳步的好转。

4. 黄色主脾虚，湿证。

面色萎黄（淡黄而晦暗不泽）：脾胃气虚，气血不足。

面色苍黄（黄中兼青）：肝郁脾虚。

黄胖（淡黄虚浮）：脾气虚衰，湿邪内盛。

黄疸（面目尿俱黄）：阳黄：黄色鲜明如橘皮，湿热熏蒸为患；阴黄：黄色晦暗如烟熏，寒湿阻滞为患。

5. 赤色主热证，亦见于戴阳证。

满面通红：实热证；两颧潮红：虚热证。

戴阳证：久病重病本已面色苍白无华，突然两颧泛红如妆，游移不定者，

为戴阳证。提示脏腑精气衰竭殆尽，正气大伤，阴不敛阳，阳气即将离决，属病危。

6. 正常舌象：舌质淡红、鲜明、润泽，舌体大小适中、柔软灵活；舌苔均匀薄白而润。简称：淡红舌，薄白苔。

望舌主要内容：

望舌质：舌的神气、色泽、形质、动态及舌下络脉。

望舌苔：薄厚、润燥、腐腻、有根无根。

望苔色：主要有白苔、黄苔、灰黑苔三类。

7. 薄苔：透过舌苔能隐隐见到舌质，即见底苔；厚苔：透过舌苔不能看到舌质，即不见底苔。

舌苔是胃气、胃阴上蒸于舌面而形成，反应正邪的盛衰；舌苔的薄厚变化反应邪正的消长进退。舌苔的薄厚变化以渐变为佳。

8. 薄黄苔：提示热邪较轻，多见于风热表证或风寒化热入里初期。

厚黄苔：邪热深重。

黄腻苔：主湿热内蕴、痰饮化热或食积化热，外感暑湿，湿温或腑气不畅，苔黄而黏腻，提示痰饮或湿浊与邪热胶结不解。

黄燥苔（糙）：主热邪伤津。

9. 喘：呼吸困难，短促急迫，甚则张口抬肩，鼻翼扇动，不能平卧，主要与肺肾关系密切。

哮：呼吸急促似喘，喉间伴有哮鸣音，常反复发作缠绵难愈。

区别：喘不必兼哮，哮必兼喘。喘以气息困难为主，哮以喉间伴有哮鸣音为主。

10. 自汗：经常日间汗出过多，活动后尤甚，称自汗。多见于气虚或阳虚，常伴有气短乏力，神疲畏寒，舌淡脉弱等症状。盗汗：入睡后汗出，醒后汗止，称盗汗。多见于阴虚内热

或气血两虚，常伴颧红潮热。咽干，舌红少苔等。

11.实痛：新病疼痛，痛势较剧，持续不减，痛而拒按。

虚痛：久病疼痛，病势较缓，时作时止，痛而喜按。

12.洪脉：脉体宽大，充实有利，来去盛衰，状若波涛汹涌。

临床意义：主气分热盛，亦主邪盛正衰；若久病气虚或虚劳、失血、久泻等见洪脉，必浮取盛大沉取无根，为邪盛正衰之危候。生理性洪脉可见夏季。

细脉：脉细如线，但应指明显。

临床意义：主气血两虚，诸虚劳损，又主湿病。生理性细脉可见冬季。

13.滑脉：往来流利，如珠走盘，应指圆滑。

临床意义：主痰饮，食滞，实热。生理性滑脉：妇女妊娠期孕脉，青壮年平脉。

涩脉：脉细而迟，往来艰涩不畅，如轻刀划竹，与滑脉相反。

临床意义：主伤精、血少为虚证，或气滞血瘀、痰食内阻为实证。

14.弦脉：端直而长，如按琴弦，脉势较强硬。临床意义：主肝胆病，诸痛，痰饮，疟疾。亦可见虚劳、胃气衰败。生理性弦脉见于春季和老年人。

弱脉：沉而细软无力。临床意义：主气血不足、阳虚。

微脉：极细极软，按之欲绝，若有若无。临床意义：主气血大虚，阳气衰微。久病为正气将绝，新病为阳气暴脱。

15.望神即观察病人表现于外的精神状态及意识思维活动，判断其精气的盛衰，病情的轻重和疾病预后的好坏。有神主要表现为神志清楚，语言清晰，目光明亮，呼吸平稳，面色荣润，表情丰富自然，反应灵敏，动作灵活。

16.主要询问排便的次数、时间及排便的感觉和伴随症状等。

问清二便情况，可判断疾病的寒热虚实。

第三章　方药知识及护理

一、名词解释

1.中药学：是指专门研究中药基本理论和中药来源、产地、采集、炮制、性能、功效及临床应用规律等知识的一门学科。

2.中药的性能：是指药物的性味和功能。

3.归经：是指药物对机体某部分的选择作用，是以脏腑经络为基础的药物作用的定位概念。

4. 配伍：是根据病情需要和药物性能，有选择地将一味或两味以上的药物配合在一起使用。

5. 相畏：是指一种药物的毒性或副作用被另一药物减轻或消除。

6. 君药：是针对主病或主证起主要治疗作用的药物。

7. 剂型：是根据病情与药物的特点制成的一定形态。

8. 配伍禁忌：主要是指相反药物禁忌应用。

9. 臣药，即辅药，是协助主药更好地发挥作用的药物。

10. 开窍剂：凡是以辛香走窜的药物为主要组成部分，具有苏醒神志的作用，主要用于治疗窍闭神昏之证的方剂，称为开窍剂。

二、填空题

1. 中医理论、康复、保健 2. 肺肝 3. 不宜久煎、不宜久煎、宜纱布包煎、宜后下 4. 甘温、甘平、苦 5. 补脾（健脾）和中、化湿 6. 人参、白术、干姜、炙甘草 7. 清暑、益气、养阴、生津 8. 绿豆、甘草、生姜、蜂蜜 9. 肉桂 10. 补血而不滞血、行血而不伤血、温而不燥、滋而不腻

三、选择题

1～5 CACEA   6～10 BBAAC   11～15 BAEDA   16～20 AEBDC
21～25 BEBBA   26～30 AEDBC   31～35 EBAAA   36～40 DECEB
41～45 ECCAB   46～50 ACBAD

四、问答题

1. 升降沉浮，是指药物在人体内作用的不同趋向。

2. 一般汤剂宜温服，寒证用热药宜热服；热证用寒药宜凉服；一般理气、活血化瘀、补益、发汗解表药宜热服；凉血、止血、清热解毒、消暑药等宜凉服。

3. ①解表类药应温服，服药后应卧床覆被并进热饮，以达发汗祛邪的目的。发汗以微汗为宜，不可太过，以免损伤正气，伤耗津液。②患者应避风寒，禁冷敷。③应慎与解热镇痛类西药同用，以防汗出过多。④饮食宜清淡，忌酸性、生冷类食品。

4. 发散风热药以发散风热为主要作用，发汗解表作用较发散风寒药缓和。主要适用于风热感冒以及温病初起邪在卫分。部分发散风热药分别兼有清头目、利咽喉、透疹、止痒、止咳的作用，又可用治风热所致目赤多泪、咽喉肿痛、麻疹不透、风疹瘙痒以及风热咳嗽等证。

5. 北沙参与南沙参功用相似，均以养阴清肺、益胃生津为主要功效。但北沙参清养肺胃作用稍强，肺胃阴虚有热之证较为多用。而南沙参尚兼益气及祛痰作用，较宜于气阴两伤及燥痰咳嗽者。

6. 杜仲与续断均能补肝肾，强筋骨，安胎。常相须为用。杜仲长于强筋骨主要用于肝肾亏虚，筋骨痿软，久痹腰痛。续断兼能止血，疗伤续折，胎漏下血、筋伤骨折多用之。

7. 以收涩药为主组成，具有收涩固涩的作用，主治气、血、精、津耗散滑脱之证的方剂。

8. 汤剂的特点是：吸收快、作用迅速、药效强、便于根据病情变化灵活加减。散剂的特点是：制作简便、便于服用和携带、不易变质等，但吸收较汤剂为慢。

9. 方剂的组成既有严格的原则性，又有一定的灵活性。临床应用中，只有根据病情的变化以及病人的年龄、体质、气候、环境等不同的情况，对药味、药量、剂型等进行加减化裁，才能切中病情，提高疗效。

10. 确定用药量的一般原则：①根据药物的性能确定剂量：一般来说，花叶类质轻的药物用量宜轻，金石贝壳类质重的药物用量宜重；药性平和的药物药量可稍重，药性峻烈的药物药量宜轻，有毒的药物用量应严格控制在安全的范围内。②根据配伍、剂型确定剂量：大方用量宜小，小方用量可大，君药可较其他药用量为重，汤剂比丸、散剂可大。③根据病情、体质、年龄确定剂量：急病、重病用量可大，慢性病、轻病用量宜小。体质壮实者用量可大，年老体弱者用量宜小。小儿5岁以下通常用成人量的1/4；5～6岁及以上儿童，可用成人量的1/2；16岁者可用成人量。

第四章　中医护理基本内容

一、名词解释

1. 四诊合参：在诊病过程中，必须望、闻、问、切四诊并用，相互参伍，全面地收集临床资料，整体察病，从而有利于正确诊断称为四诊合参。

2. 五志：肝志为怒，心志为喜，脾志为思，肺志为忧，肾志为恐。

3. 透关射甲：小儿指纹透过风、气、命三关，一直露到指甲端，称为透关射甲，标志病势凶险。

4. 回光返照：比喻危重病过程中，由于阴阳格拒，阴不敛阳欲将离决所出现的征象。如原来不欲言语，语声低弱，突然转为言语不休；原来精神疲惫，意识不清，突然精神振奋；原来面色晦暗，突然两颧泛红如妆等。

5. 三部九候：指"寸口诊法"，先分寸、关、尺三部，每部再分浮、中、沉三候，合称三部九候。

6. 起居有常：指作息和日常生活的各个方面适应自然界以及人体生理活动的规律，以及采取一系列健身措施，以使机体阴阳两方面始终保持在一个动态平衡的状态。

7. 养神：指人的精神调养，应以各种方式调节人的情志活动，在精神上为其提供愉快的氛围，达到怡情快志、心平气和的境地，从而使其能保持最佳的精神状态，有利于疾病的康复和健康的维持。

8. 发物：发散类食物习惯上称为"发物"，多腥、膻、荤、燥，食之易于动风生痰，发毒助火助邪，诱发旧病尤其是皮肤病，或加重新病。

9. 谨和五味：指饮食应多样化，合理搭配，不可偏食。

10. 食复：大病初愈，胃气薄弱，如饮食不当，而导致疾病复发者，即谓之食复。

二、填空题

1. 实、虚 2. 见底、不见底 3. 目光、形态 4. 《脉经》、王叔和 5. 清稀无臭、秽臭酸臭 6. 脏腑气血的盛衰、病邪的性质与深浅 7. 阴证、阳证、表证、里证、寒证、热证、虚证、实证 8. 春生、夏长、秋收、冬藏 9. 酸味、痼疾 10. 不能过于避热趋凉，防暑降温。不能饮冷无度、多食油腻 11. 清爽润肺 12. 根据体质或病情 13. 起居有常、劳逸适度、平衡阴阳、顺应自然、慎避外邪、形神共养 14. 18～20℃、稍高、稍低 15. 50%～60%、偏高、偏低 16. 稍暗　充足 17. 晚睡早起、晚睡早起、适时休息、早睡早起、早睡晚起 18. 四气五味、升降沉浮 19. 寒、凉、温、热、辛、甘、酸、苦、咸、升、降、浮、沉 20. 腥、膻、荤、燥 21. 饮食有节、饮食有方、谨和五味、饮食气味的适中、荤素搭配 22. 辨证施食、辨药施食、因人施食、因时施食、特殊忌口 23. 适当加强功能活动和体育锻炼、四时气候变化、调配饮食、五志过极 24. 防止精神疲劳、防形体劳倦、防房事过度

三、选择题

1～5　BCDCC　6～10　BBDCE　11～15　BBAAE　16～20　DBABD

21～25　CCCDD　26～30　CDCAA　31～35　DAEDA　36～40　BABDD

41～45　ABEDA　46～48　BAB

四、问答题

1. 病情观察是通过对患者疾病的历史和现状的了解，对病情做出综合判断的过程。疾病的历史包括患者前后的精神体质状况、环境、可能引起疾病的有关因素等。疾病的现状是指患者当前叙述的最主要、最痛苦的症状。

2. 方法有：顺应四时调阴阳；环境适宜促康复；起居有常适劳逸。

3. 温补类食物具有温热性质，有温中、助阳、散寒的功效。如羊肉、狗肉、鸡、鸽子、鲤鱼、粳米、核桃、桂圆、荔枝、红糖等。常用于寒性病证的调护，热证和阴虚火旺者应慎用或禁用。

4. "节"，一是指节制饮食量，不可过饥过饱，过饥则气血来源不足，正气不足则无以驱

邪，久之气血亏损而生他病，过饱则脾胃之气受损。二是指节律，机体消化食物有一定生理节律，所以饮食要有规律，养成三餐定时、定量的好习惯，遵循"早吃好，午吃饱，晚吃少"的原则，切忌暴饮暴食，以免伤及脾胃。

5. 有先煎、后下、包煎、另煎、烊化、泡服、冲服。

第五章　中医常用疗法和护理操作技术

一、名词解释

1. 针刺法是应用金属制成的针具，根据中医经络学说理论，刺激人体一定的穴位，以达到疏通经络，行气活血，扶正祛邪，调整阴阳的作用。

2. 进针后，针刺部位产生了经气的感应，称为"得气"，也称"针感"。得气后，患者在针下出现不同程度的酸、麻、胀、重，甚或沿着一定部位，向一定方向扩散传导的感觉。医者则有针下沉紧的感觉。

3. 当毫针刺入腧穴，行针得气并施以或补或泻手法后，将针留置在穴内者称为留针。

4. 灸法是指利用艾绒为主要材料制成的艾炷或艾条，点燃后，熏灼或温熨体表一定穴位，通过温热刺激达到温经散寒、扶阳固脱、消瘀散结、防病保健的一种疗法。

5. 间接灸又称隔物灸、间隔灸，即在艾炷与皮肤之间隔上某种物品而施灸的一种方法。根据不同的病症，选用不同的间隔物，如隔姜灸、隔蒜灸。

6. 熏洗法是利用药物煮沸后产生的温热药气，利用中草药剂的热力或蒸汽渗透人体皮肤毛窍、经络乃至深层组织内，达到温通经络、活血消肿、祛风除湿、疏风散寒、杀虫止痒等治疗作用。

7. 超声雾化法是利用超声雾化器将中药药液雾化为蒸汽，由病人主动或被动吸入体内治疗疾病的方法。

8. 留罐又称坐罐，即拔罐后留置10～15分钟，罐大、吸拔力强的应减少留罐时间。单罐、多罐皆可应用。

9. 走罐：又称推罐，一般用于肌肉丰厚的部位，须选口径较大的玻璃罐，先在罐口或所拔部位的皮肤上，涂一些凡士林等润滑油脂，再将罐拔住。然后用右手握住罐子，上下反复推移，至所拔皮肤潮红充血甚或瘀血时为止。

10 闪罐：此法是将罐拔住后，又立即取下，再迅速拔住，如此反复多次地拔上取下，取下拔上，直至皮肤潮红为度。

11. 刮痧法是用边缘光滑的器具如铜钱、硬币、瓷器片、小汤匙等物蘸油或清水在病人体表部位刮动，使局部皮下出现细小的出血斑点，状如沙粒，以促使全身气血流畅，邪气外透于表，从而达到治疗目的的一种方法。

二、填空题

1.针尖、针身、针根、针柄、针尾　2.针具、腧穴部位、术者手指　3.直刺、斜刺、平刺　4.2%碘酒、75%乙醇　5.得气　6.艾炷灸、艾条灸、温针灸　7.隔姜灸、隔蒜灸、隔盐灸、隔附子饼灸　8.温通经络、活血消肿、祛风除湿、疏风散寒、杀虫止痒　9.胸闷气促、呛咳　10.消毒　11.50～70℃　12.20～30分钟、2　13.适当体位和肌肉丰满、骨骼　14.消毒纱布　15.从上到下、由内到外、从左到右　16.溃烂、损伤、炎症　17.持久、有力、均匀、柔和、深透　18.仰卧位、俯卧位、侧卧位、端坐位、俯坐位　19.疼痛　20.促进肢体组织的活动、促进气血的流动、肢体关节的被动运动　21.强、腰臀四肢、深层　22.松则通、顺则通、动则通　23.轻快柔和、平稳着实

三、选择题

1～5　BCECD　6～10　AACDB　11～15　DDEEC　16～20　CBDDB
21～25　CDCDD　26～30　CCBBD　31～35　DDCAB　36　D

四、问答题

1.（1）补法：指能鼓舞人体正气，使低下的功能恢复正常的方法。进针慢而浅，提插轻，捻转幅度小，留针后不捻转，出针后多揉按针孔。多用于虚证。

（2）泻法：指能疏泄病邪使亢进的功能恢复正常的方法。进针快而深，提插重，捻转幅度大，留针，时间长，并反复捻转，出针时不按针孔。多用于实证。

（3）平补平泻：进针深浅适中，刺激强度适宜，提插和捻转的幅度中等，进针和出针用力均匀。适用于一般患者。

2.（1）过于疲劳、饥饿、精神高度紧张者，不行针刺。体质虚弱者，刺激不宜过强，并尽可能采取卧位。针刺中严密观察患者的反应，出现意外，应紧急处理。

（2）对胸胁、腰背部的腧穴，不宜直刺、深刺，以免刺伤内脏。

（3）避开血管，防止出血。

（4）患有出血性疾病，皮肤有感染、溃疡、瘢痕或肿瘤部位，不宜针刺。

（5）对于针刺下腹腧穴时，应嘱病人先排二便。若为膀胱高度充盈时（如尿潴留），针刺应"宁浅勿深"，以防误伤膀胱而出现意外。

（6）小儿囟门未闭合时，头顶部腧穴不宜针刺。小儿针刺不配合者，不宜留针。

（7）妇女妊娠三个月以内者，下腹腧穴禁针；妊娠三个月以上者，腹部、腰骶部腧穴也不宜针刺。对于一些具有活血通络作用的腧穴，如合谷、三阴交、昆仑、至阴等穴，孕妇更

应禁针。在妇女月经期，若非为了调经，亦不宜针刺。

（8）施术前，检查针具。针刺完毕后，必须逐穴检查有无留针未曾拔出。

3.（1）严格遵守无菌操作，防止感染。

（2）注意药物的性能、药理作用、剂量、禁忌及毒副作用。凡能引起过敏的药物，如青霉素、链霉素、普鲁卡因等，必须按常规皮试，皮试阳性者不可应用。副作用较严重的药物，使用时应谨慎。某些中草药制剂有时也可能有反应，应用时也应注意。

（3）使用穴位注射法前，应注意药物的有效期，不要使用过期药物。并注意检查药液有无沉淀变质等情况，如已变质即应停止使用。

（4）药物不宜注入关节腔、血管内和脊髓腔。若药物误入关节腔，可致关节红肿、发热、疼痛；误入脊髓腔，有损伤脊髓的可能，严重者可导致瘫痪。

（5）在主要神经干通过的部位作穴位注射时，应注意避开神经干，以免损伤神经。如针尖触到神经干，有触电样感觉，应及时退针，更不可盲目地反复提插。

（6）内有重要脏器的部位不宜针刺过深，以免刺伤内脏。

（7）年老体弱及初次接受治疗者，最好取卧位，注射部位不宜过多，药量也可酌情减少，以免晕针。孕妇的下腹、腰骶部及合谷、三阴交等穴，不宜作穴位注射，以免引起流产。

4.（1）施灸时，一般应先上部、后下部，先背腰部、后胸腹部，先头身、后四肢，依次施灸。如遇特殊情况，亦不必拘泥。

（2）使用艾炷大小、壮数多少或艾条熏灸时间，应根据患者的病情体质年龄和施灸部位而决定。艾炷一般为3～5壮或5～7壮，艾条一般为10～15分钟。

（3）艾炷灸后，局部遗有轻度烫伤，无需处理。如局部灼伤起疱，轻者可任其自然吸收。重者水疱较大，可用消毒针刺破放出水液，涂以甲紫药水或绿药膏，覆盖消毒纱布加以保护，以防感染。

（4）孕妇的腹部和腰骶部禁灸。

（5）施灸时，要防止艾绒脱落烧伤皮肤或烧坏衣物。未用完的艾条，应插入火筒灭火，以防复燃。

（6）使用过的毫针处理，参见"毫针法"。

5.（1）备齐用物携至床旁，做好解释，再次核对医嘱。

（2）根据熏洗部位安排病人体位，暴露熏洗部位，关闭门窗，必要时屏风遮挡，冬季注意保暖。

（3）垫橡胶单于盆下，将药液倒入盆内，加热水至所需容量。根据熏洗部位选用不同的容器。

（4）眼部熏洗时，将煎好的药液趁热倒入治疗碗，眼部对准碗口进行熏蒸，并用纱布蘸药液频频淋洗，稍凉即换，每次15～30分钟。

（5）四肢熏洗时，将药液趁热倒入盆内，患肢架于盆上，用浴巾围患肢及盆，使药液的蒸气熏蒸患部。待药温至38～45℃时揭去浴巾，将患肢浸泡于药液中泡洗。

（6）坐浴时，药液趁热倒入盆内；上置带孔木盖，协助病人脱去内裤，坐在木盖上熏蒸。待药温至38～45℃时，拿掉木盖，坐入盆中泡洗。

（7）观察病人情况，活动局部筋骨，定时测量药液温度。

（8）熏洗完毕，清洁局部皮肤，协助衣着、整理床单。

（9）清理用物，归还原处，洗手。

（10）记录熏洗药液、部位、时间、疗效、反应等。

6.（1）治疗前应询问病人有无药物过敏史，对过敏性药物禁用。

（2）中药药液应随用随煎，不宜保留太久。

（3）注意观察病情，吸入时胸闷气促加重或呛咳较甚者，应终止治疗。

（4）吸入过程中，病人痰涎咳出较多者，要及时清除痰涎及鼻腔分泌物，便于气体的有效吸入。

（5）水槽和雾化器中切忌加温水或热水。

（6）需连续使用，中间须隔30分钟。

7.（1）水槽内加冷蒸馏水250ml，液面高度3cm，要浸没透声膜。雾化罐放入药液，稀释成30～50ml，把雾化罐放入水槽内。

（2）备齐用物携至病床边，核对、解释。

（3）接通电源，先开电源开关，再开雾化开关，雾化吸入时，应调节好雾化器的气量的排出，将口含嘴放入病人口中，嘱病人紧闭口唇深吸气。

（4）使用中发现水槽内水温超过60℃，可关机后调换冷蒸馏水，如雾化罐内液体过少，可不关机，只要从盖上的小孔注入药液即可。

（5）治疗时间每次约15分钟。治疗毕，取下口含嘴，先关雾化开关，再关电源，避免损坏电子管。

（6）擦干病人面部，整理用物。将水槽内水倒掉，擦干，将雾化罐、螺纹管及口含嘴浸泡于消毒液中1小时，再洗净晾干备用。

8.（1）拔罐时，要选择适当体位和肌肉丰满的部位。若体位不当、移动或骨骼凹凸不平、毛发较多的部位均不适宜。

（2）拔罐时要根据所拔部位的面积大小而选择大小适宜的罐。操作时必须迅速，才能使罐拔紧，吸附有力。

（3）用火罐时应注意勿灼伤或烫伤皮肤。若烫伤或留罐时间太长而皮肤起水疱时，水疱无需处理，仅敷以消毒纱布，防止擦破即可。水疱较大时，用消毒针将水放出，涂以甲紫药水，或用消毒纱布包敷，以防感染。

（4）皮肤有过敏、溃疡、水肿和大血管分布部位，不宜拔罐。高热抽搐者和孕妇的腹部、腰骶部亦不宜拔罐。

（5）起罐时，手法要轻缓，以一手抵住罐边皮肤，按压一下，使空气进入罐内，即可将罐取下，切不可硬行上提或旋转提拔，以防拉伤皮肤。

9.（1）取刮痧板或边缘光滑、没有缺损的铜钱或硬币或瓷汤匙一个。准备小碗或酒盅一只，盛少许植物油或清水。

（2）刮痧法：暴露患者的刮痧部位，施术者用右手持拿刮痧工具，蘸取植物油或清水后，在确定的体表部位，以右手持刮痧板，灵活地运用腕力和臂力，刮痧板与皮肤间的角度呈45°。用力应均匀、平稳，由轻到重，顺着一个方向用力，不要来回都用力。操作时边蘸取介质边刮拭。刮至数分钟后，刮处局部体表会出现痧痕，呈现黑紫色时为病变较重，应多刮；若局部为鲜红色或不易出痧痕，此为病变较轻，应少刮。痧痕一般在3～7天后消失。一般要求先刮颈项部，再刮脊椎两侧部，然后再刮胸部及四肢部位。

（3）撮痧法：施术者手指屈曲，用示指、中指的第二指关节对准施术的穴位或经络，用两指关节用力挟紧表皮组织，提起至最高处，旋拧并快速放开。以能听到皮肤的弹响为宜。连续操作5～7次，以局部出现紫色痧痕为佳。

治疗结束后，应嘱受术者休息，饮用一些温开水。

顺序与时间：选择施术的顺序一般是从上到下，由内到外，从左到右。每个部位刮拭20次左右，时间以20～25分钟为宜。第二次刮拭应间隔5～7天。一般7次为一个疗程。

10.指摩时，用示中环小四指指面着力；掌摩时用全掌或大鱼际或小鱼际或掌根着力。做环形或直线摩动，直线摩动可以是横向摩动，亦可是竖向摩动。摩动的压力、速度要均匀、适当，着力面与皮肤之间发生摩擦，不要带动皮下组织，就环摩而言，一般认为顺摩为泻、逆摩为补，急摩为泻、缓摩为补。

11.用手指掌面、全掌、大鱼际或小鱼际着力，在所施部位作直线往返摩擦运动，使之产生摩擦刺激。摩擦的距离要尽量拉长，紧贴所施部位，压力要适度，动作要连续，摩擦要生热，以透热为度。操作时，直接接触皮肤，不要隔衣而擦。注意保护皮肤，防止擦破，可使用润滑剂（如凡士林、冬青膏、红花油等）以保护皮肤，增强手法效应。

12.受术者取站位或坐位，令其上肢放松。术者双手握其腕部，两前臂微用力，做连续小幅度的上下抖动，使抖动波传递到肩部。或术者以一手按其肩部，另一手握其腕部，做连续小幅度的上下抖动，并边抖边使肩关节前后方向活动；亦可单手握其手指部，进行连续小幅度的横向抖动。

13. 术者取站位或坐位，体态自然、舒展，思想集中。拇指自然着力，其余手指自然屈曲或平伸，沉肩，垂肘，悬腕。肘关节做小幅度屈伸、前臂以肘为支点做内外摆动，在前臂连同腕掌摆动带动下，使拇指着力部位对所施部位进行一种节律性、轻重交替性、活动性、深透性压力刺激的操作。动作频率为每分钟120～160次。

用拇指指端着力做一指禅法，即为一指禅指峰推法；用拇指偏峰着力做一指禅推法，即为一指禅偏峰推法；拇指屈曲，指端顶于示指桡侧缘，或以螺纹面压在示指的指背上，余指握拳，用拇指指间关节桡侧及背侧着力，做一指禅推法，即为一指禅屈指推法。

操作中，拇指指间关节可屈伸可不屈伸，屈伸者刺激柔和，不屈伸者着力较稳，刺激较强，可根据术者的拇指特点和治疗需要灵活选用。

半握拳操作者，拇指置于示指中节指骨桡侧面，但拇指与示指不要捏紧，要时靠时离，用示指扶持拇指完成动作；平伸操作者，拇指作一指禅推法动作，其余手指在旁侧面做摩动动作，即一指禅推摩法。

可定点操作，亦可移动，定点操作要吸定不滑，亦不可拙力下压，移动时要在吸定的基础上做到缓慢、均速、均压，即紧推慢移。

操作时努力做到蓄力于掌，发力于指，刚柔相济，形神俱备，以求气力并存之效。

14. 以拇指和其余四指的指面相对用力，拿住所施部位的筋肉，逐渐收紧，进行拿捏、拿提、拿揉或抓拿等操作。

对称捏挤所施部位筋肉，即为拿捏，在拿住所施部位筋肉的基础上提之，即为提拿；拿而揉之，即拿揉法；拿法在头部的操作，实际上做的是抓、按动作，即为抓拿。用拇指与示中指拿之，称三指拿；用拇指与余四指拿之，称五指拿。根据需要，在颈项、肩、背部可行强刺激重拿，以达开窍、发汗之效；可行轻重交替性、节奏性、连续性、舒适柔和的拿揉操作，以求舒筋活络之果。可根据需要，边拿边循序移动。